AF891754

SITZUNGSBERICHTE DER SÄCHSISCHEN AKADEMIE DER WISSENSCHAFTEN ZU LEIPZIG

*Mathematisch-naturwissenschaftliche Klasse*
*Band 120 · Heft 5*

*FRITZ MÜLLER und WERNER MÜHLE*

# DIE ZÖLIAKIE — EINE BESONDERE FORM DER EIWEISSUNVERTRÄGLICHKEIT

mit 21 Abbildungen und 6 Tabellen

AKADEMIE-VERLAG BERLIN

1988

Vorgetragen in der Sitzung am 22. März 1985
Erweitertes Vortragsmanuskript eingereicht am 4. März 1987
Druckfertig erklärt am 12. August 1988

ISBN 3-05-500500-7
ISSN 0371-327X

Erschienen im Akademie-Verlag Berlin, Leipziger Straße 3—4, Berlin, DDR-1086
© Akademie-Verlag Berlin 1988
Printed in the German Democratic Republic
Lizenznummer: 202 · 100/381/88
Gesamtherstellung: VEB Druckhaus „Maxim Gorki“, 7400 Altenburg
LSV 2875
Bestellnummer: 763 831 9 (2027/120/5)

00600

Mit einer Inzidenz von durchschnittlich 1:1000 gehört die Zöliakie in Europa zu den häufigsten durch Nahrungsmittel ausgelösten Krankheiten (SIMOONS, 1981). Die Nahrungsmittelunverträglichkeiten sind eine hinsichtlich der Pathogenese und des klinischen Bildes nicht einheitliche Gruppe von Störungszuständen. Sie können durch strukturell unterschiedliche Substanzen, im wesentlichen durch Proteine, aber auch durch eine Vielzahl niedermolekularer Verbindungen — natürliche Bestandteile oder Zusätze zur Nahrung — ausgelöst werden (RING, 1984).

Tabelle 1

Bestandteile oder Zusätze von Nahrungsmitteln, die Unverträglichkeitsreaktionen auslösen

| Proteine | Niedermolekulare Verbindungen |
|---|---|
| Kuhmilch | Konservierungsmittel |
| Casein | Benzoesäure |
| $\alpha$-Laktoglobulin | Sorbinsäure |
| $\beta$-Laktoglobulin | |
| Hühnereiweiß | Farbstoffe |
| Ovalbumin | Tartrazin |
| Ovomukoid | Erythrosin |
| Dorsch | Aminosäuren, Amine |
| Allergen M | Glutamat |
| Erdnuß | Histamin |
| Arachin | Tyramin |
| Conarachin | Serotonin |
| Getreide | |
| Gliadin | |
| Secalin | |
| u. a. | |

Die die Zöliakie auslösenden Eiweiße gehören zur Gruppe der Prolamine. Sie sind Bestandteile des Endosperms und bestimmen wesentliche, qualitative Merkmale des Getreides, u. a. die biologische Wertigkeit und die Verarbeitungsmerkmale des Mehls. Für die Züchtungsforschung sind diese Proteine somit wichtige Kriterien bei der Bewertung neuer Getreidesorten. Chronische Verdauungsstörungen, die durch den Genuß verschiedener Getreidearten ausgelöst werden, wurden bereits im Altertum beschrieben. Die Bezeichnung Zöliakie (abgeleitet von koilia — Bauchhöhle, Unterleib) wurde vorrangig für die Erkrankung im Kindesalter gebraucht (AMINI, 1953).

Die differentialdiagnostische Abgrenzung dieser Proteinintoleranz von anderen Verdauungs- und Resorptionsstörungen und die Beschreibung des klinischen Bildes erfolgte erstmalig durch GEE (1888), HERTER (1908) und HEUBNER (1909). Zu Ehren dieser Autoren wurde die Bezeichnung Gee-Heubner-Herter-Krankheit eingeführt. Das Krankheitsbild der einheimischen Sprue der Erwachsenen ist mit dem der Zöliakie weitestgehend identisch und kann als Zöliakie mit später Manifestation aufgefaßt werden (GRÜTTNER, 1983). Nach der Entdeckung der zöliakieauslösenden Proteine durch DICKE (1950) wurde für die Erkrankung auch der Begriff „glutensensitive Enteropathie" eingeführt, der bezüglich der zöliakieauslösenden Proteine allerdings weder umfassend noch korrekt ist. Deshalb wird im folgenden die traditionelle Bezeichnung Zöliakie beibehalten.

Das Interesse theoretisch orientierter Fachdisziplinen an der Erforschung der Zöliakie wird immer wieder dadurch aktiviert, daß das auslösende Agens relativ gut bekannt zu sein scheint, der oder die initialen Mechanismen jedoch nicht geklärt werden konnten. Andererseits sind frühzeitige Diagnostik, das Auffinden neuer Behandlungsprinzipien, die die Patienten von der psychischen und physischen Bürde einer lebenslangen Diät befreien, sowie Vorbeugung der Spätfolgen dabei ebenso erstrangige, auf die medizinische Praxis orientierte Zielstellungen. Eine lückenlose Dispensairebetreuung dieser Patienten, die sich von der klinischen Manifestation bis ins hohe Alter erstreckt, ist nur örtlich organisiert bzw. befindet sich im Aufbau. Die Versorgung der Patienten mit Diät-Erzeugnissen, die keine zöliakieaktiven Prolamine enthalten (sogenannte glutenfreie Lebensmittel), ist durch ein Netz geprüfter Betriebe gewährleistet. Bei Erwachsenen ist ein symptomloser Verlauf möglich. Die Anzahl der in der DDR zu betreuenden Patienten wird deshalb unter der oberen Grenze von 17000 liegen. In Ländern mit besonders hoher Inzidenz werden eine Reihe von Aktivitäten zur Beratung und Aufklärung der Patienten von speziellen Gesellschaften getragen. Die „Celiac Society" von Großbritannien z. B. hat über 10000 Mitglieder.

## Klinisches Bild, Diagnostik

Der größte Teil der Patienten erkrankt im Verlaufe des ersten Lebensjahres. Erstmanifestationen im mittleren Lebensalter sind häufig und auch im Alter möglich. Die minimale Zeitspanne vom Primärkontakt mit zöliakieaktiven Proteinen bis zur klinischen Manifestation beträgt 8 Tage. Im Mittel liegt dieser Wert bei Kindern bei 4,7 Monaten. Als wichtigste klinische Symptome der Zöliakie gelten: abnorme Stühle, Gewichtsstillstand, Anorexie, Erbrechen, großer Bauch und Verstimmung. Bei Kindern bis zum Alter von 3 Monaten beginnt die Zöliakie am häufigsten mit Dyspepsie und Erbrechen. Bei Patienten über zwei Jahre ist das am häufigsten registrierte Erstsymptom Kleinwuchs. Als Spätfolge der Zöliakie besteht ein erhöhtes Tumorrisiko. Ursache der klinischen Symptomatik und gleichzeitig Leitsymptom für die Diagnostik der Zöliakie ist die funktionell und morphologisch geschädigte Darmschleimhaut (vorwiegend proximales Jejunum). Diese befindet sich in einem Zustand hyperregeneratorischer Atrophie unterschiedlichen Grades und bedingt somit die Symptome der Malabsorption und Maldigestion. Die Zahl der resorbierenden zylindrischen Epithelzellen der Zotten ist stark reduziert, die Anzahl undifferenzierter Kryptenzellen dagegen nimmt zu. Diese Veränderungen sind durch eine Vertiefung der Krypten und Verlust der Villusstruktur gekennzeichnet

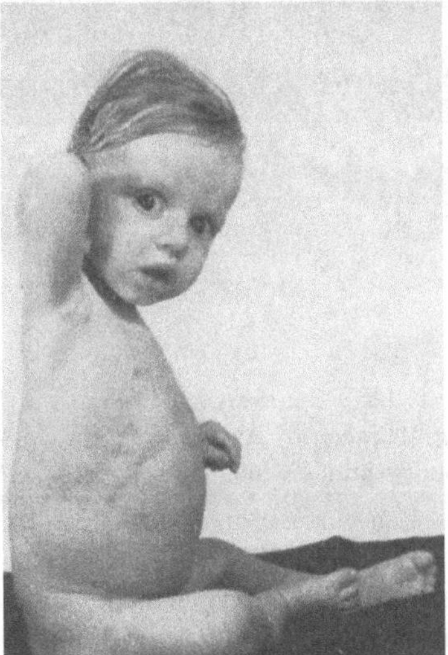

Abb. 1. 3jähriges Kind mit Zöliakie. Vorgewölbtes Abdomen, retardierte Gesamtentwicklung

Die Kinetik der Epithelzellerneuerung ist verändert. Pro Zeiteinheit werden mehr Zellen in den Krypten gebildet, die Zellmigration ist beschleunigt. Im Ergebnis wird der epitheliale Zellbesatz der Darmschleimhaut nicht wie in der Norm nach 54–58 Stunden erneuert, sondern bereits wesentlich früher – die Zeitspanne kann weniger als einen Tag betragen (FALCHUK, 1979; FLUGE u. AKSNES, 1981; KLUGE et al., 1983). Derartige Veränderungen der Darmschleimhaut sind nicht nur bei Zöliakiepatienten nachweisbar. Sie treten generell als Folge von Belastungen auf, die die kompensatorischen Möglichkeiten des Systems Zotte–Krypte überschreiten. Auch experimentell ausgelöste Zustände mit vermehrtem Epithelzellverlust führen zu ähnlichen Veränderungen. Aus dem morphologischen Bild und den funktionellen Veränderungen der betroffenen Dünndarmschleimhaut lassen sich somit keine Rückschlüsse auf den Wirkungsmechanismus des auslösenden Faktors ableiten (Abb. 2.). Elek-

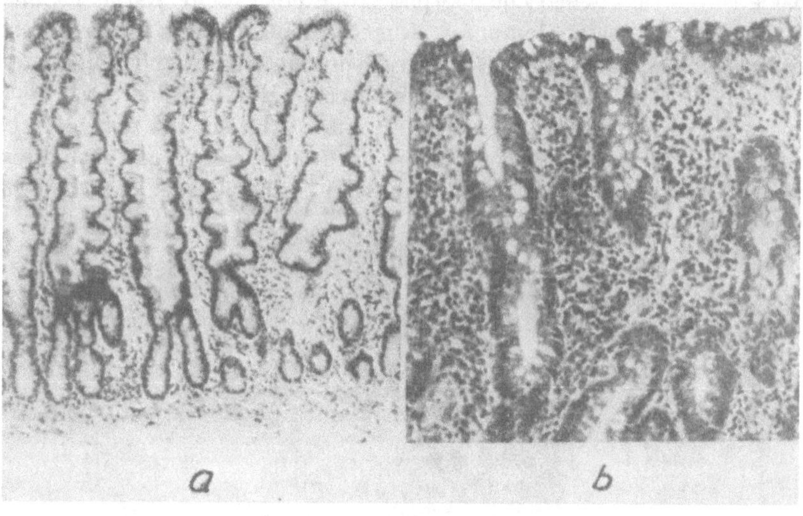


Abb. 2. Histologisches Bild der Dünndarmschleimhaut. a) Normalzustand, typische Zellstruktur. Vergrößerung 160fach; b) Aktive Zöliakie. Zottenverlust, Infiltration mit lymphocytären Zellen. Vergrößerung 280fach

tronenmikroskopisch ist an den resorbierenden Schleimhautzellen die Zerstörung des Bürstensaums (regelmäßige Anordnung der Mikrovilli – je Zelle 600–1000, etwa 1 $\mu$m lange, fingerartige Ausstülpungen der Zellmembran, Sitz von Verdauungsenzymen und Transportmechanismen) nachweisbar (Abb. 3.).

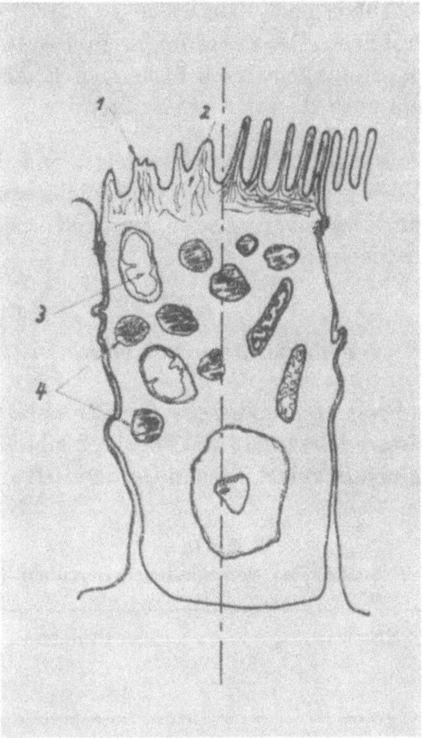


Abb. 3. Zelluläre Destruktion des Enterocyten bei Zöliakie. 1) Defekte Mikrovilli; 2) Irreguläres Terminalnetz; 3) Mitochondrienschwellung; 4) Vermehrtes Auftreten von (Phago)Lysosomen

Da das Wesen der Erkrankung bis zur Gegenwart nicht geklärt werden konnte, beruht auch die Diagnostik noch ausschließlich auf dem empirisch ermittelten Zusammenhang zwischen der enteralen Aufnahme zöliakieaktiver Getreideproteine und dem morphologischen Bild der Schleimhaut des proximalen Jejunums entsprechend international akzeptierter Kriterien. Danach ist die Zöliakie ein permanenter Zustand der Unverträglichkeit gegenüber bestimmten pflanzlichen Proteinen mit folgender Charakteristik:

1. Morphologisch nachweisbare Schleimhautschädigung des Dünndarms („flache" Schleimhaut) im floriden Krankheitsstadium.
2. Regeneration der Schleimhautläsion bei Abwesenheit zöliakieaktiver Proteine in der Nahrung.

3. Auftreten von morphologisch manifesten Rezidiven bei Ernährung mit zöliakieauslösenden Proteinen. Der Zeitraum bis zum Auftreten von Rezidiven kann individuell stark schwanken. Nach bisherigen Erfahrungen sind jedoch nach zwei Jahren kaum noch Rezidive zu erwarten.

Aus diesen diagnostischen Anforderungen folgt, daß die endgültige Entscheidung über das Vorliegen der Erkrankung frühestens nach 2–3 Jahren getroffen werden kann. Der diagnostische Aufwand und die Belastung der Patienten ist nicht unerheblich.

## Zöliakieaktive Prolamine

Die zöliakieaktiven Prolamine bilden eine Gruppe nahe verwandter Eiweiße aus der Familie der Gräser (BIETZ, 1982). Tabelle 2 gibt einen Überblick über den Gehalt an Prolaminen in verschiedenen Getreidearten.

Tabelle 2
Prolamingehalt und Zöliakieaktivität verschiedener Zerealien (nach SIMOONS, 1981)

| Zerealien/ Zöliakieaktivität | Spezies | Prolamin | Prolamingehalt ($mg \times g^{-1}$ Trockensubstanz) |
|---|---|---|---|
| *Zöliakieaktiv:* | | | |
| Hartweizen | Triticum durum | Gliadin | 72–108 |
| Brotweizen | Triticum aestivum | Gliadin | 34–122 |
| Roggen | Secale cereale | Secalin | 27–70 |
| *Weniger aktiv:* | | | |
| Gerste | Hordeum vulgare | Hordein | 20–95 |
| Hafer | Avena sativa | Avenin | 8–39 |
| *Unbestimmte oder unbekannte Aktivität:* | | | |
| Sorghum | Sorghum vulgare | Kafirin | 31–113 |
| Gemeine Hirse | Panicum miliaceum | Panicin | 36–96 |
| Italienische Hirse | Setaria italica | | 48–80 |
| *Inaktiv:* | | | |
| Mais | Zea mays | Zein | 38–71 |
| Reis | Orysa sativa | Orzenin | 1–34 |
| Buchweizen | Fagopyrum asculentum | | 0 |

Zusätzlich zu den in der Tabelle aufgeführten, muß zur Gruppe der zöliakieauslösenden Arten die künstlich geschaffene Kreuzung zwischen Weizen und Roggen (Triticale) gezählt werden, deren Prolamine den Gliadinen sehr nahestehen.

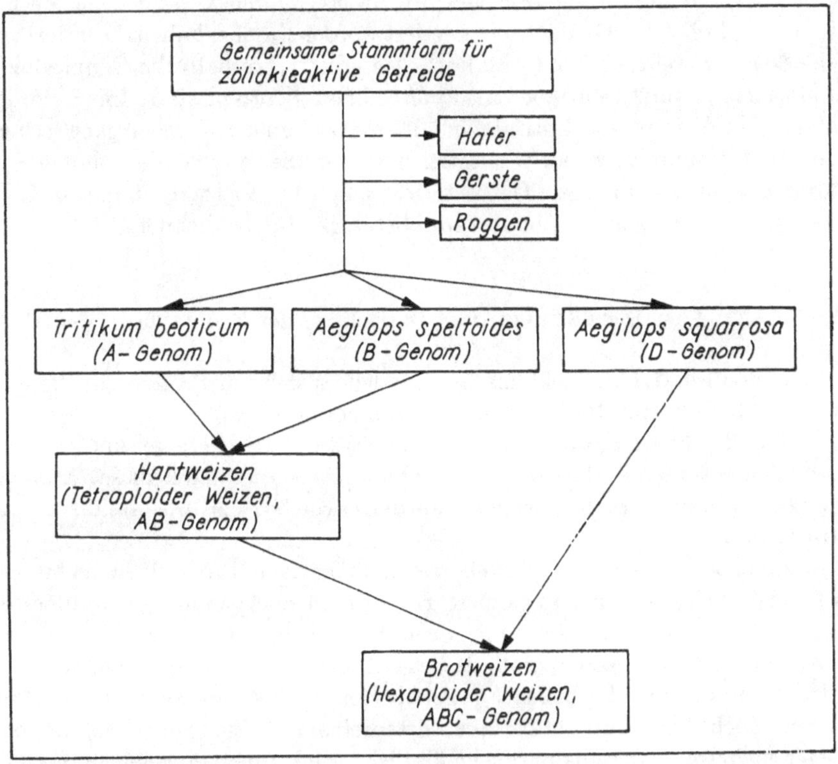


Abb. 4. Schematische Darstellung der Entwicklung eines gemeinsamen Vorläufers zu Gerste, Roggen und den Spezies Triticum und Aegilops mit nachfolgender Rekombination diploider Spezies zu tetra- und hexaploidem Weizen (nach KASARDA, 1981)

Offenbar existierte ein gemeinsamer Vorfahre, von welchem sich zuerst die Gerste, dann der Roggen abspaltete. Später erfolgte eine Aufspaltung in die Spezies *Triticum* und *Aegilops*. Durch Rekombination dieser diploiden Stammformen entstanden durch Polyploidiebildung die tetraploide Form des Hartweizens und die hexaploiden Weizenspezies (A, B, D = Brotweizen) (Abb. 4). Hafter läßt sich in dieses Schema nicht problemlos einordnen. Die Abspaltung dieser Spezies von einem noch ferneren Vorfahren muß noch weit vor der Gerste erfolgt sein.

Welche genetische Information am Anfang dieses Stammbaumes gestanden hat, läßt sich nicht mit Sicherheit bestimmen. Es wird angenommen, daß es sich um eine relativ kleine DNS-Sequenz gehandelt hat, die u. a. durch Genamplifikation erweitert wurde. Als Ergebnis dieser Vorgänge ist die genetische Information in repetitiven Blöcken organisiert. Durch verschiedene Mechanismen sind einzelne Genblöcke verändert worden, andere haben die ursprüngliche Sequenz weitestgehend erhalten. Das erklärt, weshalb die Genprodukte Ähnlichkeiten aufweisen, aber nicht unbedingt identisch sind. Im Falle des polyploiden Weizens und Triticale sind diese Beziehungen zwischen genetischem Code und Genprodukt noch zusätzlich durch die Anwesenheit homologer Chromosomen kompliziert. Die dadurch mögliche Vielzahl ähnlicher Genprodukte wird ganz allgemein als Mikroheterogenität bezeichnet.

## Chemische Struktur und Darstellung der Prolamine

Nach den relativen Molekülmassen handelt es sich um Proteine im Bereich zwischen 20000 und 100000. Für die Aminosäurekomposition ist der hohe Prolin- und Glutaminsäuregehalt charakteristisch. Der geringe Anteil essentieller Aminosäuren erklärt die niedrige biologische Wertigkeit dieser Eiweiße. Die Glutaminsäure ist zu über 90% an der $\omega$-Karboxylgruppe amidiert (KASARDA, 1981).

Intermolekulare Disulfidbrücken treten in nativen Prolaminen nicht auf, es handelt sich somit um monomere Eiweiße. In hochgereinigten Präparaten können Kohlenhydrate nicht mit Sicherheit nachgewiesen werden, so daß davon ausgegangen werden muß, daß es sich nicht um Glykoproteine handelt.

Die Gliadine sind die bisher am genauesten untersuchte Gruppe der Prolamine. Auch bei Präparation aus sortenreinem Ausgangsmaterial können immer mehrere, untereinander sehr ähnliche, molekulare Formen dargestellt werden, Ausdruck der für diese Pflanzenproteine charakteristischen Mikroheterogenität.

In der Abbildung 5. ist das Elektrophoresemuster von Gliadinen, die aus handelsüblichem Weizenmehl extrahiert wurden, dargestellt. Von den 27 in einem „Musterspektrum" enthaltenen Komponenten sind in diesem Beispiel 21 nachweisbar. Mittels zweidimensionaler Trenntechniken wurden aus einer einzigen Weizenspezies jedoch schon mehr als 50 individuelle Gliadine nachgewiesen (WRIGLEY und SHEPHERD, 1973).

Vermutlich wird mit fortschreitender Verfeinerung der analytischen Methoden die Zahl der abgrenzbaren Molekülindividuen noch steigen. Sie unterscheiden sich in Kettenlänge, Amidierungsgrad der Glutaminsäure und durch (geringfügige) Variabilität der Aminosäuresequenz.

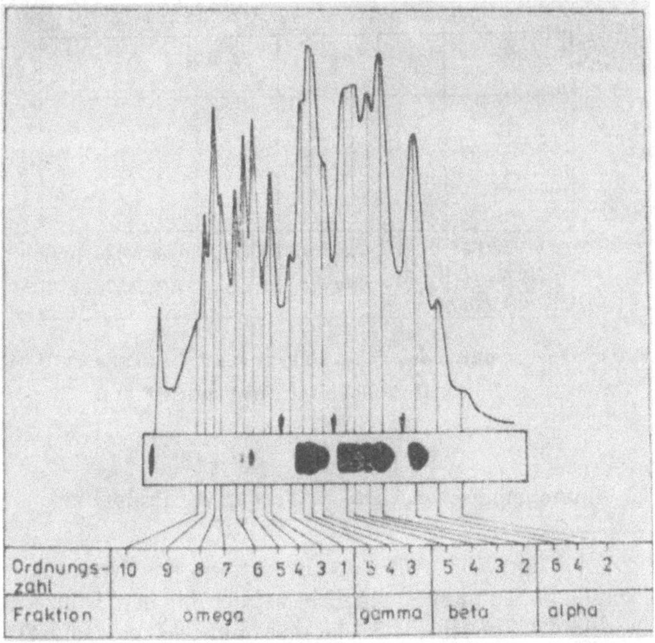


Abb. 5. Identifizierung elektrophoretischer Gliadinbanden anhand des Musterspektrums (nach KONARJEW, 1980)

Aus der kleinen Zahl ionisierbarer Aminosäure-Seitenketten und damit der geringen Nettoladung leiten sich die besonderen physikochemischen Eigenschaften der Prolamine ab: schlechte Löslichkeit in wäßrigen Medien, langsame elektrophoretische Wanderungsgeschwindigkeit (z. B. im neutralen pH-Bereich) und große Oberflächenhydrophobizität, die neuerdings auch zur Trennung von Gliadinen genutzt wird (HUEBNER und BIETZ, 1984).

Neben Untersuchungen zur Aminosäurekomposition wurden in jüngster Vergangenheit auch wesentliche Fortschritte in der Aufklärung der Aminosäuresequenz erreicht. Aus vergleichenden Analysen der N-terminalen Abschnitte verschiedener Prolamine als auch der vollständigen Sequenzaufklärung von $\alpha$-Gliadin und $\gamma$-Gliadinen (BIETZ, 1982; KASARDA et al., 1983, 1984) ergeben sich partielle Gemeinsamkeiten der Primärstruktur von Gliadinen, Secalinen und Hordeinen, während die N-terminale Sequenz des Avenins und der nichtzöliakieaktiven Prolamine, z. B. des Zeins und Kafirins, deutlich davon abweicht. Es liegen jetzt auch erste Vorschläge für eine Domänenstruktur der Gliadine vor (Abb. 6.).

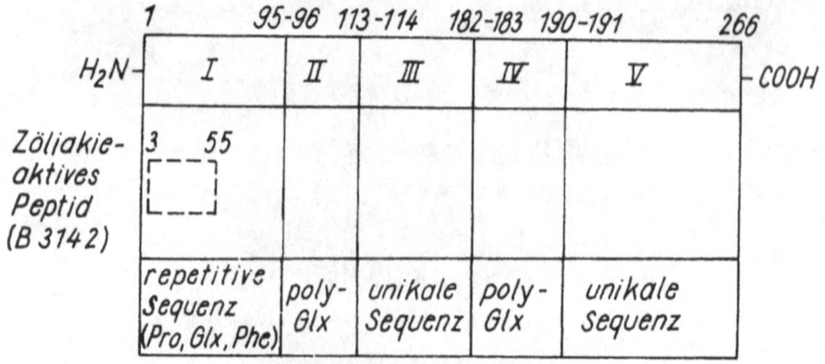


Abb. 6. Domänenstruktur des α-Gliadintyps (nach KASARDA et al., 1984). Einordnung des zöliakieaktiven Peptids B 3142

## Immunologische Charakterisierung der Prolamine

Immunologische Methoden (wie sie z. B. in Form anaphylaktischer Studien zu Beginn dieses Jahrhunderts möglich wurden) haben frühzeitig die Gemeinsamkeiten und Unterschiede in der Zusammensetzung und Struktur der Prolamine erkennen lassen (LEWIS und WELLS, 1925). So besitzen Gliadine, Secaline und Hordeine verschiedener Spezies neben spezifischen Epitopen mindestens eine gemeinsame immunologische Determinante. Das unterstreicht die weitgehende Ähnlichkeit der zöliakieaktiven Prolamine. Eigene Untersuchungsergebnisse mittels Immunpräzipitationstechnik (Tab. 3) bestätigen diese Feststellung, weisen jedoch gleichzeitig darauf hin, daß auch Haferprolamine entgegen bisherigen Ansichten durch Gliadinantikörper präzipitiert werden können. Die Präzipitate mit Reisextrakten sind atypisch und werden mit großer Wahrscheinlichkeit durch Lektine ausgelöst.

Tabelle 3
Immunpräzipitation von Prolaminen mit unterschiedlichen Antiseren

| Antiseren | Prolamine aus | | | | | |
|---|---|---|---|---|---|---|
| | Weizen, Roggen, Gerste | | | Mais, Hirse, Buchweizen, Ackerbohne | Hafer, Reis | |
| | Zöliakieaktiv | | | nicht zöliakieaktiv | Aktivität fraglich | |
| Gegen | | | | | | |
| α-Gliadine | + | + | + | − | + | + |

**Präparative Darstellung von Gliadinen (als Prototyp zöliakieaktiver Proteine)**

Die klassischen Verfahren der Extraktion des Gliadins mit Ethanol ergeben Produkte mit einem hohen Anteil an Fremdproteinen.

Mit der Auswahl eines bestimmten Verfahrens zur Präparation von zöliakieaktiven Faktoren wird entschieden, welche Begleitsubstanzen zusätzlich im Präparat als Verunreinigungen auftreten und somit im biologischen Testsystem entsprechende Wirkungen der Hauptkomponente vortäuschen können. Bei Weizenmehl als Ausgangsmaterial müssen Purothionine, Lektine, Enzyme und Enzyminhibitoren in Betracht gezogen werden. Purothionine ($M_r$ 5000 bis 6000), die zu den Globulinen gehören, hemmen nach Bindung an Zellmem-

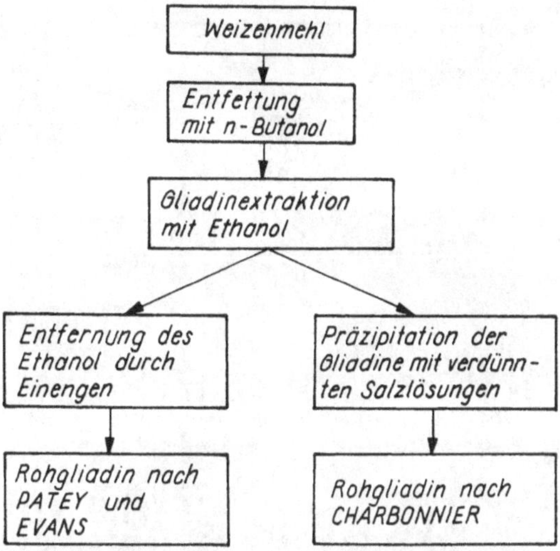


| | | |
|---|---|---|
| Ausbeute (g/100 g Mehl) | 3,1 | 1,8 |
| Proteingehalt (mg/g TS) | 610 | 670 |
| Aldosen (mg/g TS) | 96 | 4,5 |
| Wasser (mg/g TS) | 50 | 50 |
| Fremdprotein (mg/g TS) | 190 | Spuren |

Abb. 7. Präparation und Charakterisierung der nach PATEY und EVANS (1973) sowie nach CHARDONNIER (1970) erhaltenen Rohgliadine

branen die DNS- und Proteinsynthese (JONES und MAK, 1983). Da es sich bei den Purothioninen um Lipoproteine handelt, kann nicht ausgeschlossen werden, daß sie auch in Ethanolextrakten enthalten sind. Zumindest wurden die in vielen Arbeiten eingesetzten Gliadin- bzw. Glutenpräparate niemals auf eventuelle Verunreinigungen durch Purothionine geprüft. Aus der Reihe der Lektine des Weizens besitzt zweifellos das bekannte Weizenkeimlektin eine überragende Bedeutung. Im Endosperm sind jedoch weitere Lektine vorhanden, die nicht mit dem Weizenkeimlektin identisch sind. So wurden u. a. durch CONCON et al. (1983) im Gluten lektinähnliche Aktivitäten nachgewiesen. Bis zur Gegenwart ist allerdings nicht klar, ob diese Aktivitäten durch einzelne Gliadine oder durch präparative Verunreinigungen hervorgerufen werden. Aus der Vielzahl der im Weizenmehl nachweisbaren Enzymaktivitäten soll hier

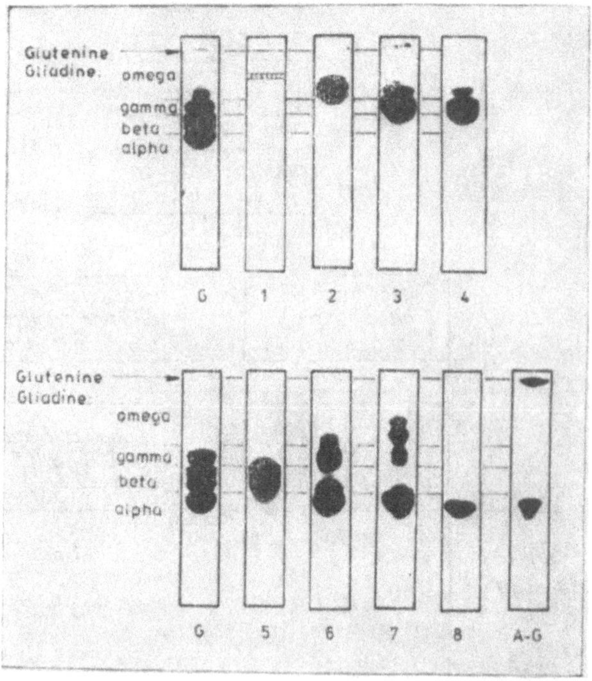


Abb. 8. Säulenchromatographische Trennung von Gliadinen an CM-Zellulose. Elektrophoretische Charakterisierung der Fraktionen:

1—8: Einzelfraktionen des Eluats
(1 = Nichtprotein-Komponente des Rohgliadins)
G: Gladin nach PATEY und EVANS (1983)
AG: A-Gliadin nach BERNARDIN et al. (1967)

lediglich auf Proteasen hingewiesen werden. Verschiedene Gliadin- und Glutenpräparate erwiesen sich als nicht frei von proteolytischen Aktivitäten. Die Enzyme konnten jedoch bisher nicht näher identifiziert werden. Im Endosperm wurden solche proteolytischen Enzyme mit pH-Optima im schwach sauren Bereich und auch im Neutralbereich identifiziert (KONARJEW, 1980). Von besonderem Interesse ist, daß Proteasen mit relativen Molekülmassen im Bereich von 30000 gefunden wurden. Es wäre denkbar, daß diese selbst mittels Gelfiltration nicht vom Gliadin getrennt werden. Aus der Reihe der Enzyminhibitoren sind Hemmstoffe der Amylase und von Proteasen zu nennen. Derartige Aktivitäten wurden in den Albuminen und Globulinen der Ethanolextrakte nachgewiesen (SILANO et al., 1973).

Aus diesen Beispielen folgt, daß es unbedingt notwendig ist, mit hochgereinigten, fremdproteinfreien Präparaten zu arbeiten. Nur dann ist es möglich, biochemische Wirkungen auf das Gliadin zu beziehen und molekulare Wirkungsmechanismen zu diskutieren.

Die am häufigsten angewendeten Verfahren zur Gewinnung gereinigter Gliadinfraktionen sind die Ionenaustauschchromatographie und Gelfiltration.

Wie Abb. 8. zeigt, werden jedoch zunächst auch nur Mischpräparate erhalten; nur nach mehrfacher, nachgeschalteter Gelfiltration kann man Präparate gewinnen, die sich in der Elektrophorese und bei analytischer Ultra-

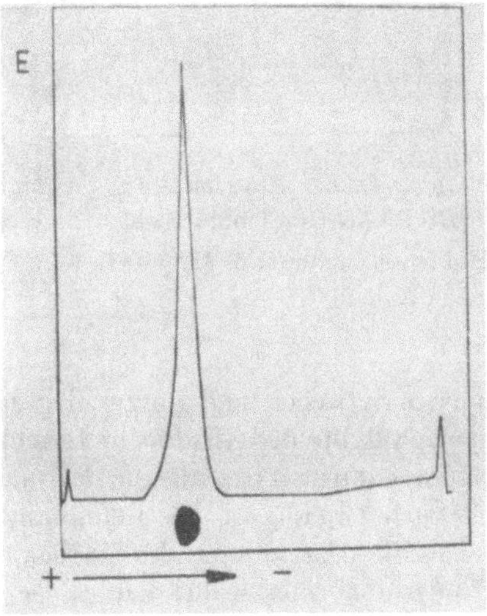


Abb. 9. Elektropherogramm und Densitogramm eines α-Gliadinpräparates nach Ionenaustauschchromatographie und nachgeschalteter dreimaliger Gelfiltration

zentrifugation als einheitliche Bande darstellen (Abb. 9.). In der SDS-PAAG-Gradienten-Elektrophorese zeigen sich jedoch noch 2—3 Komponenten unterschiedlicher Molekülmasse (33—37000).

Demzufolge besteht das hier vorgestellte Präparat aus wenigen, molekular sehr ähnlichen Komponenten, die sich durch ihre Kettenlänge unterscheiden. Es ist jedoch im nachweisbaren Bereich frei von Fremdproteinen.

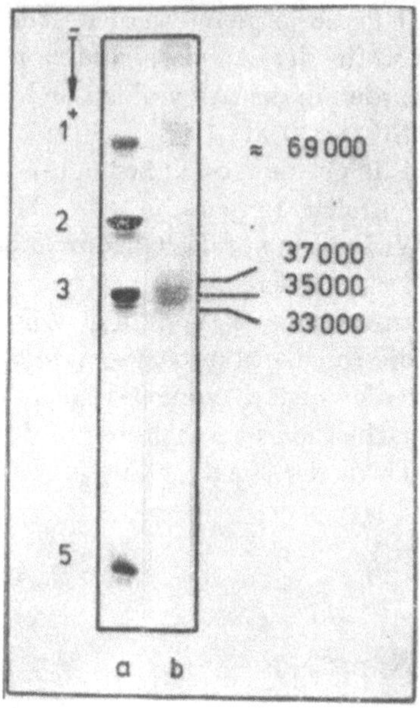


Abb. 10. Relative Molekülmassen der Proteine eines gereinigten α-Gliadinpräparates (SDS-PAAG-Gradienten-Elektrophorese)

a) Eichproteine (1 = Humanserumalbumin, $M_r$ 65000, 5 = Cytochrom C, $M_r$ 12400)
b) α-Gliadin (Präparat nach Abb. 9)

Aufgrund der sequenzanalytischen und immunologischen Studien und der Tatsache, daß auch Spaltprodukte des Gliadins in verschiedenen Testsystemen biologische Effekte zeigten, kann man postulieren, daß nicht das Gesamtmolekül zur Auslösung der Zöliakie notwendig ist. Die Bemühungen konzentrieren sich deshalb nicht mehr auf die Darstellung des „zöliakieaktiven Prolamins", sondern auf das Auffinden der zöliakieauslösenden Sequenz, die Bestandteil aller wirksamen Prolamine sein müßte. Aus dieser Zielstellung heraus ist es nicht sinnvoll, den erheblichen experimentellen Aufwand zur Gewinnung molekular homogener Gliadine weiter zu erhöhen. Zum gegenwärtigen Zeitpunkt sind eine Reihe von Verfahren zur Darstellung partieller Proteolyseprodukte aus Gliadin mit Zöliakieaktivität verfügbar. Das Präparat mit der weitesten Verbreitung ist die von FRAZER et al. (1959) eingeführte sogenannte Fraktion III, die durch Proteolyse mittels Pepsin und Trypsin gewonnen wurde. Vielfältige Modifikationen dieser Methode bezüglich der verwendeten Enzyme und der Nachreinigungsverfahren sind entwickelt worden. Die Peptide von WIESER et al. (1983), CORNELL und MAXWELL (1982) und Jos et al. (1982) sind am besten definiert (Tab. 5). Als molekular homogen kann allerdings nur die von WIESER et al. mittels HPLC gereinigte Fraktion gelten, von der nunmehr auch die Sequenzanalyse vorliegt. Seine Zuordnung zu den von KASARDA postulierten Domänen (Abb. 6.) ist möglich. Die ersten Pentapeptide mit der von KASARDA postulierten „Ursequenz" sind kürzlich hergestellt worden (PAVONE et al., 1983). Ihre biologische Wirksamkeit ist noch nicht bekannt.

Tabelle 4
Ausgewählte Beispiele zöliakieaktiver Peptide aus Gliadin

| Bezeichnung (Autor) | B.3142 r (WIESER, 1983) | 9.1.B (CORNELL, 1982) | V aus Rohgliadin (Jos, 1982) |
|---|---|---|---|
| Relative Molekülmasse | 6126 (53 Aminosäurereste) | 1400—1500 | 7—8000 |
| Aminosäurekomposition (Häufigkeit pro 100 Aminosäurereste) | | | |
| Glx | 45,5 | 45 | 41,9 |
| Pro | 28,8 | 24 | 20,0 |
| Val | 6,5 | n. a. | 4,2 |
| Phe | 5,4 | 7 | 4,7 |
| Ser | 3,5 | 5,9 | 5,0 |
| Leu | 4,2 | 5,2 | 5,6 |
| Asx | 1,7 | n. a. | 2,0 |
| Gly | 2,0 | 4,8 | 2,3 |
| Tyr | 2,4 | n. a. | 1,9 |
| Ala | n. n. | n. n. | 1,8 |

n. n. nicht nachweisbar
n. a. nicht angegeben

Der Nachteil der durch kombinierte Trypsin-Pepsin-Einwirkung aus komplexen Gliadinen hergestellten Spaltprodukte besteht darin, daß sie wegen der schwer zu standardisierenden Proteolysebedingungen ein Peptidgemisch darstellen, das außerdem nicht unbedingt frei von Fremdbestandteilen ist. Ein interessanter, mehrere Vorteile in sich schließender Lösungsweg bot sich uns in der Herstellung eines modifizierten, besser wasserlöslichen Ausgangsmaterials (Rohgliadin) mittels Sukzinylierung an. Dabei werden pro Gliadinmolekül etwa 1,2 Moleküle Bernsteinsäureanhydrid eingebaut. Die Löslichkeit des Gliadins in phosphatgepufferter NaCl-Lösung steigt etwa um das 20fache. Die stark verbesserte Wasserlöslichkeit des sukzinylierten Rohgliadins ermöglicht eine bessere Handhabung der Gelfiltration und eine solche Wahl der Bedingungen, daß primär eine fremdproteinfreie Fraktion eluiert werden kann.

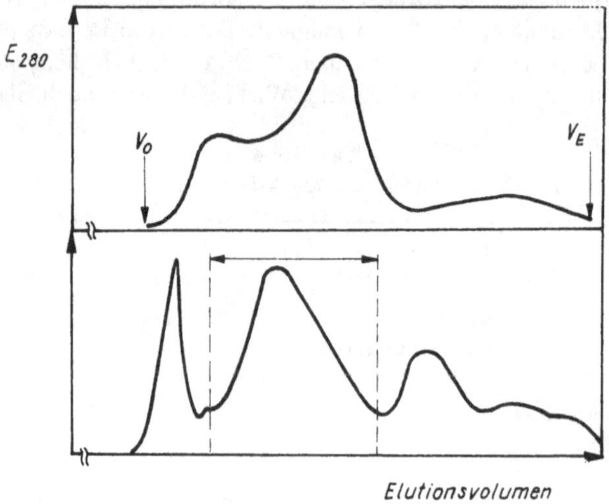


Abb. 11. Elutionsprofil von Gliadin nach Gelfiltration (Sephadex G 100), oben: natives Gliadin in Aluminium-Laktat-Puffer; unten: sukzinyliertes Gliadin in Phosphatpuffer, $P_H$ 7,1. ↔ fremdproteinfreie Fraktion

Diese Fraktion diente uns als Ausgangsmaterial für die Herstellung von Spaltprodukten. Dazu nutzten wir die Anwesenheit einer mit dem Gliadin eng vergesellschafteten proteolytischen Aktivität aus, die durch Sukzinylierung nicht inhibiert wird.

Während einer Inkubation über 48 Stunden wird das Sukzinylgliadin durch diese Protease hydrolysiert. Nach Rechromatographie stellt sich in der SDS-PAAG-Gradienten-Elektrophorese das Proteolyseprodukt als eine einheitliche Bande mit einer relativen Molekülmasse von 12400 dar. Infolge dieser limitierten Proteolyse erhielten wir ein definiertes Peptid, das frei von Fremdproteinen ist, reproduzierbar hergestellt werden kann und hohe biologische Wirksamkeit aufweist.

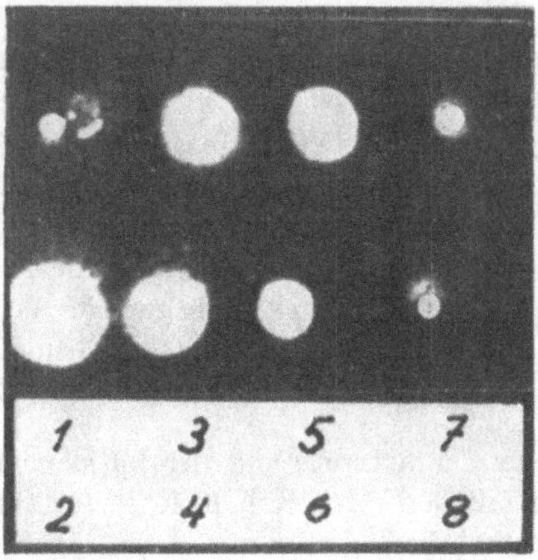


Abb. 12. Nachweis der proteolytischen Aktivität in Gliadinpräparaten; 1, 2 = Pepsin, 3–7 = verschiedene Gliadinpräparate, 8 = Leerwert (Die Präparate werden auf eine mit Humanserumalbumin versetzte Agarplatte aufgetragen. Inkubation bei 37 °C, 24 Std., Nachweis des nichtgespaltenen Albumins durch Anfärben.)

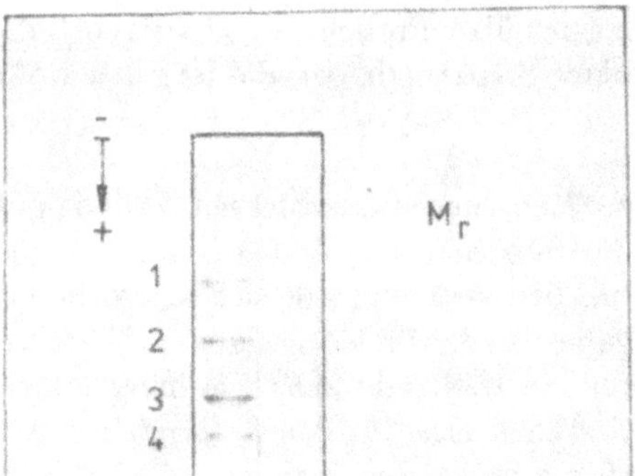


Abb. 13. SDS-PAAG-Gradienten-Elektrophorese des Proteolyseproduktes aus Sukzinylgliadin (b). a) Eichproteine (vgl. Abb. 10)

## Grundfragen von Ätiologie und Pathogenese der Zöliakie

Unser gegenwärtiger Kenntnisstand über die die Zöliakie auslösenden Prolamine ist also wohl so einzuschätzen, daß die grundlegenden Prinzipien des Aufbaus dieser Verbindungen und ihre wichtigsten Eigenschaften bekannt sind und die genaue molekulare Struktur sicher in den nächsten Jahren aufgeklärt sein wird. Da wir in der Lage sind, gut charakterisierbare Präparationen reproduzierbar zu gewinnen, sind nunmehr Grundfragen bzw. wichtige Teilschritte der Pathogenese der Zöliakie einer Lösung zugänglich:

1. Die biochemische Charakterisierung der initialen Wechselwirkung der auslösenden Proteine mit den rezeptiven biologischen Strukturen der Darmschleimhaut. Welches sind die Zielzellen und deren subzelluläre Organellen, an denen Gliadin angreift?
Von diesen initialen Ereignissen kann die Schrittfolge, die zur Zerstörung der Darmschleimhaut führt, aufgeklärt werden. Alle weiteren, die zeitliche Entwicklung der Krankheit und das klinische Bild charakterisierenden Prozesse und Merkmale lassen sich davon ableiten.
2. Welche endogenen Mechanismen sind die Ursache dafür, daß die Zöliakie nur bei bestimmten, gegenüber Prolaminen sensitiven Individuen auftritt?
3. Welche molekulare Struktur haben die letztlich wirksamen Formen der Prolamine?

Da am erkrankten Menschen aus ethischen Gründen, Problemen der Zugänglichkeit und theoretischen Erwägungen diese Fragen nicht oder nur bedingt untersucht werden können, stellt sich als vorrangige theoretische und experimentelle Aufgabe das Auffinden geeigneter Modellreaktionen bzw. Modellsysteme. Die dabei zu wählende Strategie hängt entscheidend davon ab, welche endogenen Ursachen man für das Zustandekommen der Krankheit in Betracht zieht. Dafür gibt es aus pathobiochemischer Sicht u. a. folgende Denkmöglichkeiten:

1. Die Sensitivität wird durch die Störung eines oder mehrerer Gene hervorgerufen, die erst in einer bestimmten Stufe der postnatalen Entwicklung exprimiert werden (als Erklärung dafür, daß die Krankheitssymptome nicht im engeren Sinne congenital, sondern erst im Verlauf der ersten Lebensjahre auftreten).
2. Eine primär bei allen Individuen bestehende Sensitivität gegenüber den Prolaminen wird zu einem bestimmten Zeitpunkt der Entwicklung eliminiert, z. B. durch die Expression von Enzymen, die die auslösenden Proteine abbauen, oder durch das Verschwinden der fetalen Proteine, die als Rezeptoren

fungieren könnten. Das Auftreten der Krankheit würde dann durch das Ausbleiben der gliadinspaltenden Enzyme bzw. durch die Persistenz der Rezeptorproteine erklärt werden.

Für beide Varianten haben Biochemie und Genetik mannigfaltige Beispiele erbracht.

Neben der Klärung der Wirkungsbedingungen und initialen Reaktionen steht die Schrittfolge, die zur Zerstörung der Darmschleimhaut führt, im Mittelpunkt der Forschungsaktivitäten. Dabei muß ein Zusammenwirken direkter und immunologisch vermittelter Reaktionen postuliert werden:

1. Die Gliadine reagieren direkt mit subzellulären Strukturen (z. B. Membranen) oder Makromolekülen (Proteine, Nuklensäuren) organspezifischer Zielzellen (z. B. Enterozyten), modifizieren oder hemmen dabei Proteinsynthese, Replikation der DNS, Ionentransport, einzelne Enzymwirkungen usw. Es resultieren partielle zelluläre Funktionsausfälle bis zur Zerstörung der Zellintegrität und komplexer Gewebestrukturen.
2. Gliadine können durch antigene und/oder mitogene Stimulierung immunkompetenter Zellen verschiedene Typen immunologischer Effektorreaktionen induzieren, die ihrerseits unterschiedliche Effekte einschließlich zytotoxischer Reaktionen auslösen können.

Wir haben die Effekte der ersten Gruppe als direkte oder primäre und die über die Einschaltung des Immunsystems vermittelten als indirekte (sekundäre) bezeichnet. Beide Reaktionsmöglichkeiten werden durch distinkte aktive Zentren des Gesamtmoleküls ausgelöst, die nicht identisch sein müssen.

Da die klinische Symptomatik mannigfaltige Hinweise auf die Einbeziehung von Immunreaktionen gibt, ist es nicht verwunderlich, daß die „immunologischen" Hypothesen über die Pathogenese der Zöliakie bislang im Vordergrund standen.

So wurde z. B. aus der zeitlichen Aufeinanderfolge der morphologischen Veränderungen am Dünndarm nach Gliadinkontakt auf deren immunologische Natur geschlossen. Solche Studien zeigen, daß frühestens etwa vier Stunden nach Gliadinapplikation erste Effekte in Form unspezifischer Veränderungen im Zytoplasma des Villusepithels auftreten (Erweiterung des endoplasmatischen Retikulums, Mitochondrienschwellung, Zunahme der Anzahl der Lysosomen). Die Struktur der Mikrovilli bleibt dabei zunächst unverändert. Lichtmikroskopisch sind degenerative Veränderungen der Epithelzellen im Villusbereich mit einem Ödem der Lamina propria, Schwellung der Villi sowie Lymphozyteninfiltration und Infiltration der Lamina propria mit einzelnen eosinophilen Granulozyten beschrieben worden. Einzelne Autoren vermerken Veränderungen am Gefäßendothel. Diese Reaktionsformen unterscheiden sich

z. B. von denen der Lektine, die direkt an den Enterozyten angreifen. Hierbei treten die morphologischen Veränderungen wesentlich eher auf und werden zuerst an Membranstrukturen (Mikrovilli) sichtbar.

## Immunologisch vermittelte Gliadineffekte

Bereits erste Untersuchungen von Berger (1957) zeigten, daß bei Zöliakiepatienten Antikörper gegen Prolamine nachweisbar sind. Die Diskussion über die pathogenetische Bedeutung dieser Antikörper ist trotz vielfacher Untersuchungen bis zur Gegenwart nicht abgeschlossen. Der aktuelle Erkenntnisstand zum Vorkommen und der Bedeutung von Antikörpern gegen Gliadin und verwandte Prolamine soll in folgenden Punkten zusammengestellt werden:

Gliadinantikörper wurden im Plasma, im Duodenalsekret und im Stuhl nachgewiesen. Mit weniger empfindlichen Techniken sind sie im Serum von Vergleichspersonen nur sporadisch nachweisbar, bei Patienten mit anderen Erkrankungen des Verdauungstraktes treten sie häufiger auf, und bei Zöliakiepatienten mit klinischer Symptomatik werden sie regelmäßig gefunden. Mittels hochempfindlicher Methoden sind Gliadinantikörper praktisch bei allen Untersuchten nachweisbar, es bestehen jedoch eindeutige Titerunterschiede zwischen den aufgeführten Untersuchungsgruppen. Der Zeitpunkt des Auftretens von Gliadinantikörpern wird durch die Erstexposition gegenüber dem Protein bestimmt. Da eine intrauterine Exposition über das mütterliche Blut denkbar ist, kann auch die fetale Synthese von Antikörpern nicht ausgeschlossen werden. So konnten Wright et al. (1962) höchstwahrscheinlich fetal gebildete Gliadinantikörper bereits im Nabelschnurblut nachweisen. Für die fetale Synthese dieser Antikörper spricht, daß keine Korrelationen zum Titer im mütterlichen Blut bestanden. Das Neugeborene erhält über das Kolostrum und die Muttermilch IgA-Antikörper mit Gliadinspezifität (Jonsson et al., 1982). Über die Dynamik des Vorkommens von Gliadinantikörpern in der Säuglings- und Kleinkinderperiode liegen nur Angaben im Zusammenhang mit der Zöliakie vor.

Bei Zöliakiepatienten korreliert der Nachweis und der Titer der Antikörper gegen Gliadin

— mit der Art der Ernährung: Bei gliadinhaltiger Kost können bei Zöliakiepatienten mittels empfindlicher Nachweismethoden (Immunfluoreszenz) in 100% der Fälle Gliadinantikörper nachgewiesen werden (— in 97% dabei in hohem Titer —). Bei strikter gliadinfreier Ernährung sinkt der Antikörpertiter. Diese Tendenz läßt sich jedoch nur bei Beobachtung über einen Zeitraum von 6 Monaten bis zu einem Jahr nachweisen. In den ersten Wochen glutenfreier Ernährung treten mitunter beträchtliche Titerschwankungen auf.

— mit dem Alter der Patienten: Die Antikörper sind häufiger bei Kindern und seltener im Erwachsenenalter nachweisbar.
— mit dem morphologischen Zustand der Darmschleimhaut: Je ausgeprägter die Schleimhautschädigung ist, um so häufiger werden Gliadinantikörper nachweisbar (Stern et al., 1979).

Die überwiegende Mehrheit der im Blutplasma zirkulierenden Gliadinantikörper gehört zur IgG-Klasse, obwohl der Nachweis anderer gliadinspezifischer Antikörper nicht ausgeschlossen ist (IgM, IgA, IgE). In der Darmschleimhaut wurde die lokale Synthese von Gliadinantikörpern der IgA- und IgM-Klasse nachgewiesen.

Im Zustand der floriden Zöliakie wurden im Serum neben Gliadinantikörpern auch Antikörper gegen eine Vielzahl anderer tierischer und pflanzlicher Nahrungsproteine nachgewiesen (Laktalbumin, Laktglobulin, Casein, Ovalbumin, Rinderserumalbumin, Weizenalbumin, Weizenglutenin) sowie gegen Proteine aus Reis, Mais und Soja. Bestimmte gesetzmäßige Zusammenhänge zwischen dem Auftreten dieser Antikörper fehlen. Im Gegensatz dazu sind Retikulinantikörper, die wahrscheinlich zu den Autoantikörpern gerechnet werden müssen, praktisch immer zusammen mit Gliadinantikörpern gefunden worden. Diese Befunde sind Argumente gegen eine spezifische Funktion der Gliadinantikörper. Antikörper wirken auch nicht „per se" als pathogenetischer Faktor. Erst, wenn sie Ausgangspunkt immunologischer Reaktionen sind, können sie z. B. zytotoxisch wirken. Durch gliadinspezifische Antikörper ausgelöste Immunreaktionen könnten in der Darmschleimhaut als Immunkomplexreaktionen (Typ III) oder auch als zytotoxische Reaktionen (Typ II) ablaufen. Mit dem Nachweis von Immunkomplexen im Dünndarmepithel und der Gliadinbindung an die Epithelzellen wären eindeutige Beweise für die Existenz dieser Immunreaktionen erbracht. Obwohl Shiner und Ballard (1972) sowie Doe et al. (1974) Immunkomplexe in Schleimhautbiopsien von Zöliakiepatienten nachgewiesen haben, sind diese Ergebnisse wahrscheinlich auf Artefakte zurückzuführen. Perkkiö et al. (1981) fanden nach Glutenprovokation keinerlei Ablagerungen von Komplement in der Basalmembran oder den Epithelzellen. Obwohl damit der direkte Beweis für die Beteiligung humoraler Reaktionen an der Schädigung bisher nicht erbracht wurde, ist deren Existenz dennoch nicht auszuschließen. Zumindest weist die lokale Synthese gliadinspezifischer Antikörper, die Gliadinbindung an Lymphozyten der Lamina propria des Dünndarmepithels sowie die Abnahme der Plasmakonzentration des Komplementfaktors C 3 und der gesteigerte C 3-Umsatz nach Gliadinprovokation auf die Bildung von Immunkomplexen hin.

Zirkulierende IgA-haltige Immunkomplexe waren allerdings nur bei 59% der Zöliakiepatienten nachweisbar, und eine Korrelation zur Aktivität dieser

Erkrankung bestand nicht (HALL et al., 1981). Für die Existenz von Immunkomplexreaktionen spricht auch der hohe Prozentsatz von Hautreaktionen des Arthus-Typs bei intrakutaner Testung von Gliadin und Gliadinspaltprodukten. Allerdings handelt es sich dabei nicht um ein zöliakiespezifisches Geschehen.

Bislang nicht zu entkräftende Einwände gegen eine Beteiligung der Gliadinantikörper an der Auslösung lokaler Gewebeschäden sind: 1. das spontane Auftreten von Antikörpern auch ohne offensichtliche Schleimhautläsion, 2. das gleichzeitige Auftreten einer Reihe von Antikörpern gegen andere Nahrungsproteine („Unspezifität" der Gliadinantikörper), 3. das Auftreten von zöliakieähnlichen Zuständen auch bei schwerer Hypogammaglobulinämie. Damit steht eine zweifelsfreie Klärung der Rolle der Antikörper gegen Prolamine aus. Übereinstimmung besteht zumindest soweit, daß humorale Immunreaktionen nicht die alleinige Ursache der Schleimhautläsion bei Zöliakie sein können. Diagnostische Wertigkeit der Gliadinantikörper:

Gliadinantikörper sind zwar im floriden Stadium praktisch bei allen Zöliakiepatienten nachweisbar, ihr Auftreten ist jedoch nicht krankheitsspezifisch. Demzufolge ist bei Anwesenheit von Antikörpern die Diagnose „Zöliakie" zwar wahrscheinlich, aber nicht erwiesen. Andererseits kann aufgrund eines negativen Ergebnisses diese Diagnose nicht verworfen werden. Eine endgültige Entscheidung ist deshalb nach wie vor nur in Verbindung mit Schleimhautbiopsie möglich. Der Antikörpernachweis wird deshalb als zusätzlicher Test bei Zöliakieverdacht empfohlen. Bei Patienten kann der Antikörpertiter als praktischer Index für den Gliadinausschluß aus der Nahrung und zur Entscheidung über den Zeitpunkt der Durchführung einer jejunalen Biopsie nach Glutenprovokation herangezogen werden. Eine Steigerung der diagnostischen Spezifität soll beim Nachweis von Gliadinantikörpern der IgA-Klasse möglich sein. Die gleichzeitige Bestimmung der Retikulinantikörper ermöglicht die differentialdiagnostische Abgrenzung der Kuhmilchintoleranz.

Als Antigen kann Gliadin auch von sensibilisierten T-Lymphozyten erkannt werden. Nach der Reaktionsart würde es sich dann um eine zellvermittelte Immunreaktion (Typ IV) handeln. Der Nachweis gliadininduzierter zellulärer Immunreaktionen gelang sowohl in vitro (z. B. Lymphozytentransformationstest, Leukozytenmigrationshemmtest, Leukozytenadhärenzinhibitionstest) oder auch in vivo (Spätreaktionen bei intrakutaner Testung). Auch die Aktivierung von K-Zellen durch Gliadinantikörper wurde postuliert. Lymphozyten aus dem peripheren Blut von Zöliakiepatienten reagieren in vitro in der Mehrzahl eindeutig auf Gliadin. Die Intensität der Reaktion hängt dabei auch von endogenen Faktoren, wie z. B. vom HLA-Typ ab. SIMPSON et al. (1981) zeigten, daß Lymphozyten von HLA-B8 positiven Kontrollen stärker auf Gliadinspaltprodukte ansprechen als HLA-B8 negative (Leukozytenmigrationsindex). Trotz des Einsatzes peripherer Lymphozyten konnten

AURICCHIO et al. (1982) eine relativ hohe Spezifität dieser Effekte nachweisen. Auch Biopsiematerial unbehandelter Zöliakiepatienten gibt nach Zugabe von α-Gliadinen Migrationshemmfaktoren in das Kulturmedium ab (FERGUSON et al., 1975).

Die Auswirkungen einer zellulären Immunreaktion auf die umgebenden Gewebe sind sicherlich vielfältig. So kann neben einer Zellschädigung (zytotoxischer Effekt) auch die Proliferation der Epithelzellen in den Krypten beeinflußt werden. Zellvermittelte Immunreaktionen führen dabei zur Villusatrophie und Krypthyperplasie.

Voraussetzung für die Einbeziehung immunologischer Reaktionen ist der in seinem Mechanismus noch ungeklärte, verstärkte Einstrom von Antigenen, wodurch die Schwelle der regulatorischen Stimulation des Immunsystems überschritten wird. Die beschriebenen immunologischen Reaktionen sind deshalb grundsätzlich sekundäre Phänomene. Das Immunsystem wird erst dann in den Störungsprozeß einbezogen, wenn durch vorgeschaltete, primäre Einwirkung auf die „Barrierefunktion" der Darmschleimhaut der Antigeneinstrom verstärkt wird. Im Gegensatz zu dieser sekundären muß jedoch auch eine initiale Stellung des Immunsystems bei der Entwicklung der Gewebedestruktion in Betracht gezogen werden. Der in der Darmschleimhaut lokalisierte bzw. dort wirksame Teil des Immunsystems (serosales Immunsystem) muß als funktionell besonderes Subsystem aufgefaßt werden. Es übt wichtige Kontrollfunktionen bei der Regulation der Immunantwort aus. Die für Effektorreaktionen zuständigen Lymphozyten des Dünndarmepithels befinden sich an der basalen Seite der Interzellularräume oberhalb der epithelialen Basalmembran. Es handelt sich um eingewanderte Zellen, hauptsächlich vom T-Typ. Ihre einzelnen Subpopulationen haben vielfältige regulatorische Funktionen. Obwohl diese Zellen keine direkte Verbindung zum Darmlumen aufweisen, werden sie von Nahrungsbestandteilen bzw. deren partiellen Spaltprodukten erreicht. Deshalb spielen diese Zellen auch eine besondere Rolle bei der Induktion von Immuntoleranz gegenüber Antigenen der Nahrung. Als Hinweis auf einen möglichen spezifischen Defekt dieser Zellen könnte der Befund gelten, daß die HLA-Typen D3 und DR7 mit einer verminderten Kapazität zur T-Helferzellaktivierung durch Gliadin assoziiert sind (SMITH et al., 1983, SCOTT et al., 1983). Das hätte eine verminderte Synthese von sekretorischem IgA mit Gliadinspezifität zur Folge. IgA-Antikörper, die in das Darmlumen sezerniert werden und bereits dort Antigene neutralisieren können, sind eine wichtige Komponente der Barrierefunktion der Darmschleimhaut. Eine solche Störung des Immunsystems würde also nicht nachgeschaltet sein, sondern an initialer Position den verstärkten Antigeneinstrom verursachen (und nicht durch diesen sekundär aktiviert werden).

Eine weitere Denkmöglichkeit für die initiale Position des Immunsystems wäre ein Defekt der T-Suppressorzellen in der Darmschleimhaut. Unter diesen Bedingungen könnte selbst bei niedrigem Antigeneinstrom (intakte Barrierefunktion) eine pathologische Stimulation der Antikörperproduktion eintreten. Allerdings sind das zum gegenwärtigen Zeitpunkt nur hypothetische Erwägungen, sie sind nicht ausreichend experimentell belegt.

## Direkte Gliadineffekte an Enterozyten

Neben Lymphozyten müssen, wie schon erläutert wurde, Enterozyten als primäre Zielzellen der Prolamine in Betracht gezogen werden. Allerdings sind experimentelle Untersuchungen gerade darüber sehr spärlich. Möglicherweise ist das auf die vergleichsweise großen methodischen Schwierigkeiten zurückzuführen, lymphozytäre Mitreaktionen auszuschließen. Nur dann können beobachtete Effekte eindeutig auf Enterozyten bezogen werden. Die dazu entwickelten Vorstellungen gehen in zwei Richtungen:

1. Die Auslösung der Gliadineffekte erfolgt über eine Initialreaktion an der Zellmembran der Enterozyten.

Deshalb wurde besonders von Bindungsexperimenten Aufklärung über den Wirkungsmechanismus der Gliadine erwartet. Solchen Studien lag der Gedanke zugrunde, daß die Plasmamembran der Enterozyten entweder einen spezifischen Rezeptor für Prolamine besitzt oder daß die Prolamine bestimmte Determinanten erkennen (Lektinwirkung). Die frühen Ergebnisse von DOUGLAS (1976), RUBIN et al. (1965) und MALIK et al. (1964) werden oft als ein Beleg für die Existenz solcher spezifischer Wechselwirkungen aufgeführt. Eine genaue Analyse dieser Arbeiten zeigt jedoch, daß sie die Kriterien für eine spezifische Bindung nicht erfüllen, da Antikörper mit ungenügender Spezifität sowie ungereinigte Weizenproteine in hohen Konzentrationen eingesetzt wurden. Unter solchen Bedingungen muß mit unspezifischen Bindungen gerechnet werden. Die von DOUGLAS (1976) als lektinartig interpretierten Wechselwirkungen einer Glykoproteinfraktion aus Weizengluten ($M_r$ der Hauptkomponente 62000) und einer Membranpräparation aus Biopsiematerial sind u. a. aufgrund der möglichen Anwesenheit von Lymphozyten kein Beweis für eine Bindung an Enterozytenmembranen. Somit ist es bisher nicht gelungen, die Vorstellungen von einem spezifischen plasmamembranständigen Rezeptor zu verifizieren. Für eine mögliche lektinartige Wirkung von Gliadin sprechen die neuerlich von KÖTTGEN et al. (1982) vorgelegten Befunde über Wechselwirkungen zwischen Glykoproteinen aus unreifen Kryptenzellen und einer Glutenfraktion ($M_r$ der Komponenten 31500 und 15500). Ungeklärt bleibt jedoch, weshalb diese Wechselwirkungen in den Bindungsexperimenten im Biopsiematerial verborgen geblieben sind. Erfolgversprechender verliefen die

Experimente an menschlichen Tumorzellen. AURICCHIO et al. (1984) konnten mit einem Gliadinspaltprodukt aus Brotweizen eine lektinähnliche Agglutination dieser Zellen nachweisen.
Die Gliadinbindung als Bestandteil der Primärreaktion an Enterozyten blieb jedoch auch damit weiterhin hypothetisch.

2. Eine grundsätzlich andere Vorstellung über den Mechanismus einer nichtimmunologischen Zerstörung der Enterozyten durch Gliadin geht von der Annahme obligat toxischer Gliadinspaltprodukte aus, die normalerweise durch vollständigen Abbau im Darmlumen oder durch zellassoziierte Enzyme nicht zur Wirkung gelangen, sich aber bei entsprechenden Enzymdefekten in den Enterozyten „anreichern" könnten. Von CORNELL und MAXWELL (1982) konnten Gliadinspaltprodukte in Biopsiematerial von Zöliakiepatienten im Remission verstärkt nachgewiesen werden. Als Ursache für den Konzentrationsanstieg wird ein verlangsamter Abbau infolge von Enzymmangelzuständen diskutiert. Einer seit langem bestehenden und bisher auch nicht widerlegten Auffassung von VAN DE KAMER et al. (1970) zufolge sind Glutamylpeptide infolge Zyklisierung des endständigen Glutamins zu Pyroglutaminsäure die eigentlichen wirksamen Substanzen. Warum die Pyroglutaminsäure nur im Bestand von Peptiden zytotoxisch sein soll, bleibt allerdings unklar. Von Interesse ist diese Vorstellung vor allem deshalb, weil das Glutamin die häufigste endständige Aminosäure der wirksamen Peptide ist und eine radikale Desamidierung die Zöliakieaktivität aufhebt.
Trotz vielfältiger Untersuchungen ist bis zur Gegenwart unsicher, ob und welche Enzyme des Dünndarmepithels in ihrer Aktivität eingeschränkt sind. Selbst wenn einzelne Enzyme in einer morphologisch intakten Dünndarmschleimhaut niedrige Aktivitäten im Vergleich zu gesunden Kontrollpersonen aufweisen, ist es nicht möglich zu entscheiden, ob es sich um sekundäre „Restdefekte" handelt oder um einen verursachenden Enzymmangel. Neuere Untersuchungen konzentrieren sich auf das Studium der Bürstensaumenzyme. So konnte von KEANE (1983) bei genauer Analyse der Enzymaktivitäten der Darmschleimhaut die Schlußfolgerung gezogen werden, daß bei Zöliakie ein genetischer Defekt in Form verminderter Aktivitäten der Bürstensaumenzyme vorliegt. SJÖSTRÖM et al. (1981) wiesen nach, daß besonders die Aminopeptidase der Mikrovilli und die Dipeptidyldipeptidase IV auch bei Zöliakiepatienten in Remission nicht die volle Aktivität erreicht. Eine Reduktion der Dipeptidyldipeptidaseaktivität könnte die hydrolytische Kapazität der Bürstensäume insbesondere für prolaminhaltige Peptide senken. Auch andere Befunde werden als Hinweise für diese Hypothese herangezogen. Undifferenzierte Dünndarmepithelzellen werden durch Gliadinpeptide stärker beeinflußt als differenzierte. Zum Beispiel ist ein dosisabhängiger Gliadineffekt auf Darmepithel in Kultur nur in bestimmten Entwicklungsstadien oder in vivo nur

während der Neugeborenenperiode oder während intensiver Regeneration nach Schleimhautschädigung nachweisbar. Da in undifferenzierten Dünndarmepithelzellen die Enzyme der Bürstensaummembran nicht voll entwickelt sind, könnte dieser Effekt auf einen relativen Enzymmangel zurückzuführen sein. Im Sinne eines relativen Enzymmangels kann auch die Dosisabhängigkeit der Gliadinwirkung gedeutet werden. Spuren von Gliadin, wie sie z. B. in Weizenstärke nicht auszuschließen sind, werden im allgemeinen toleriert. Latente Formen der Zöliakie werden bei zusätzlicher Gliadinbelastung klinisch manifest. Auch die ungünstige Wirkung einer glutenhaltigen Kost bei Verdauungsstörungen anderer Genese läßt sich hier einordnen.

Wie diese Überlegungen zeigen, hat die Enzymmangelhypothese nicht an Attraktivität verloren.

## Untersuchungen an undifferenzierten Enterozyten

Diese auswählende Darstellung der bislang erarbeiteten, z. T. sehr widersprüchlichen Ergebnisse und Hypothesen zum molekularen Wirkungsmechanismus der Gliadine und der Auslösung der Zöliakie weist nachdrücklich auf unbewältigte konzeptionelle und methodische Probleme hin. Eine Analyse der bisher eingesetzten Testsysteme verdeutlicht dies.

Testsysteme sollten so beschaffen sein, daß sie auf die eingangs formulierten Grundfragen Antwort geben, also die initialen Reaktionen erfassen und die Zielzellen eingrenzen. Die Effekte der meisten bisher entwickelten Versuchstechniken sind sehr komplex und unspezifisch. Aufgrund theoretischer Überlegungen suchten wir nach Möglichkeiten, die initialen Reaktionen des Gliadins an nicht-differenzierten Enterozyten zu studieren. Dafür gibt es zwei Möglichkeiten:

1. Fetale Enterozyten, z. B. in Form einer Zell- oder Gewebekultur, und
2. Induktion eines hohen Anteils nichtdifferenzierter Zellen in der Darmschleimhaut adulter Tier. Ein solcher Effekt tritt immer bei verstärkter Zerstörung oder Abstoßung reifer Enterozyten auf. Als allgemeine gewebliche Reaktion tritt eine kompensatorische Proliferation der unreifen Enterozyten in den Krypten ein. Die Darmschleimhaut wird in einen hyperregeneratorischen Zustand überführt.

Wir wählten dafür die isolierte Dünndarmschlinge in vivo nach THIRY VELLA. Diese Technik bietet den Vorteil der direkten Applikation von Testsubstanzen auf das Dünndarmepithel und dessen funktionelle und morphologishce Beurteilung. Die eingetretenen Veränderungen können über einen längeren Zeitraum untersucht werden. Die Schädigung wurde durch Perfusion der Schlinge mit Concanavalin A erzeugt.

Tabelle 5
Testsysteme für den Nachweis von Gliadineffekten

| Testsystem | Nachweisreaktion | Aussage über | |
|---|---|---|---|
| | | primäre, direkte Gliadineffekte | sekundäre (immunolog. vermittelte) Gliadineffekte |
| Menschliche Zellinien in Kultur | Zytotoxizität/Zellagglutionation | + | |
| Fetaler Dünndarm in Kultur | Differenzierungshemmung | + | |
| Glykoproteine aus isolierten Dünndarmepithelzellen unterschiedlichen Reifegrades | Nephelometrischer Nachweis von Glykoprotein-Gliadin-Komplexen | + | |
| Darmschleimhauthomogenat von Zöliakiepatienten in Remission (Biopsie) | Anreicherung von Spaltprodukten des Gliadins | + | (+) |
| Experimentelle Schädigung der Darmschleimhaut in vivo | Verzögerung der Regeneration | + | (+) |
| Darmschleimhaut von Zöliakiepatienten (Biopsie) in Kultur | Morphologisch und biochemisch nachweisbares Ausbleiben einer Regeneration | (+) | + |
| Gliadinbelastungen am Patienten | Lokale morphologische, biochemische und allgemeine klinische Anzeichen einer Schleimhautschädigung | (+) | + |
| Lymphozyten in Kultur | Antigene (mitogene) Stimulierung | (+) | + |
| Lymphozyten im Leukozyten-Adhärenz- bzw. Migrationshemmtest | Hemmung der Leukozytenadhärenz bzw. Migration | (+) | + |
| Gliadinantikörpernachweis am Patienten | Titerbewegungen | | + |
| Intradermale Gliadinapplikation am Patienten | Arthus-Reaktion | | + |

Die Concanavalinwirkung erweist sich morphologisch durch die Abstoßung von reifen Enterozyten an den Zottenspitzen, durch eine Verkürzung der Zotten und Verlängerung der Krypten. Die Kapazität membrangebundener Verdauungs- und Transportprozesse ist vermindert. Die Mikrovilli noch erhaltener Epithelzellen sind ebenfalls deutlich geschädigt. Diese Effekte sind bereits 4 Stunden nach der Concanavalin-Applikation nachweisbar, und nach 20 Stunden setzen regenerative Prozesse ein. Morphologisch ist das Epithel wieder geschlossen, aber seine Funktionen (z. B. Saccharosehydrolyse) sind noch nicht wieder hergestellt.

Wird in dieser Regenerationsphase zusätzlich Gliadin appliziert, laufen die Regenerationsprozesse verzögert ab. Die Geschwindigkeit der Saccharosehydrolyse wird zusätzlich signifikant vermindert. Obwohl es sich hierbei um einen gliadinspezifischen Effekt handelt, kann er jedoch nur als Hinweis auf Prolaminwirkung an undifferenzierten Zellen bewertet werden: das genaue zelluläre Differenzierungsspektrum der Dünndarmschleimhaut wurde nicht erhoben, und es wurden auch keine anderen funktionellen und strukturellen Parameter geprüft.

An dem THIRY-VELLA-Präparat führten wir außerdem noch Experimente zur Abgrenzung der primären Gliadineffekte von den sekundären immunologischen Reaktionen durch. Diese Versuche gingen von der Überlegung aus, daß dann, wenn die Gliadinwirksamkeit allein auf einer antigenen Stimulierung von Immunzellen beruht, eine durch parenterale Immunisierung erzwungene Sensibilisierung gegenüber zöliakieaktiven Prolaminen zu morphologischen

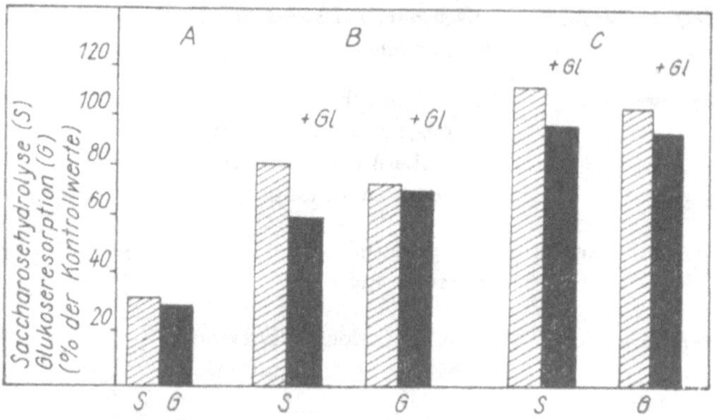


Abb. 14. Saccharosehydrolyse (S) und Glucoseresorption (G). Thiry-Vella-Fistel, Perfusionstechnik

A: Reduktion — 4 Std. nach Applikation von Concavalin A

B, C: Regenerationsphase (nach 20 bzw. 48 Std.)

+Gl: unter Zusatz von Gliadin im Perfusionsmedium

und/oder funktionellen Schädigungen oder Reaktionen an der Darmschleimhaut führen müßte.

Die Tiere wurden intraperitoneal immunisiert, die Kontrolle des Antikörpertiters erfolgte durch den Doppel-Diffusionstest nach OUCHTERLONY. Es wurden nur Tiere mit einem Antikörpertiter von mindestens 1:4 verwendet. Bei der dann nachfolgenden Perfusion mit Gliadin wurden keinerlei morphologische oder funktionelle Veränderungen an der Darmschleimhaut gefunden. Da bei dieser Versuchsanordnung mit verstärkten Antigen-Antikörperreaktionen gerechnet werden muß, können diese an der primär nicht vorgeschädigten Schleimhaut des Darmes offenbar keine destruktiven Reaktionen auslösen.

In Fortsetzung dieser Versuche studierten wir die Wirkung von Gliadin an der fetalen Darmschleimhaut als Modellsystem. Wir verwendeten Duodenalabschnitte von Kückendarm vom 10. bis 18. Tage der Fetalperiode. Das Material ist leicht zugänglich und läßt sich über 2 Tage gut kultivieren. Der

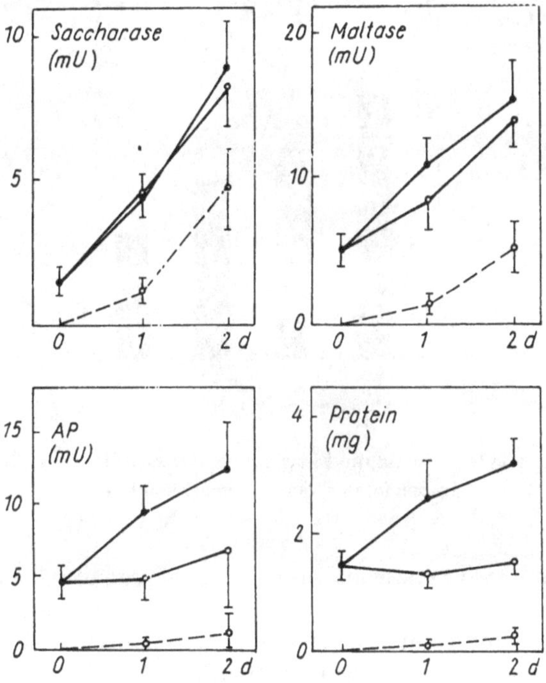


Abb. 15. Proteingehalt und Aktivität verschiedener Enzyme in der kultivierten fetalen Dünndarmschleimhaut (○——○) im Vergleich zu In-vivo-Bedingungen (•——•) AP = alkalische Phosphatase, ○---○ im Kulturmedium nachweisbare Enzymaktivität

Zustand der Darmschleimhaut während der Kultur läßt sich morphologisch und funktionell exakt verfolgen. Die Aktivität der Disaccharasen entwickelt sich während der Kultur nahezu wie unter In-vivo-Bedingungen, einige andere Enzyme, wie z. B. die alkalische Phosphatase, zeigen jedoch nur einen geringen Aktivitätszuwachs. Die Proteinmasse vermehrt sich praktisch nicht, und die Zellteilungsrate ist stark reduziert. Demnach handelt es sich um eine Erhaltungskultur des Darmes.

Wichtig ist jedoch, daß sich die Membranstrukturen und die dort lokalisierten Disaccharidasen normal entwickeln. Ein Teil der Enzyme wird in das Kulturmedium abgegeben. Das ist nicht Folge einer Zellzerstörung, sondern offenbar ein physiologischer Prozeß, basierend auf einer Mikrovesikulation von Membranmaterial. An diesem Präparat konnten eindrucksvolle Gliadinwirkungen beobachtet werden:

Der Aktivitätszuwachs der Disaccharidasen wird durch 0,1–1 mg/ml Gliadin, dem Kulturmedium zugesetzt, signifikant gehemmt. Durch Testung von Vergleichsproteinen wurde gesichert, daß es sich um gliadinspezifische Effekte handelt (Abb. 16.).

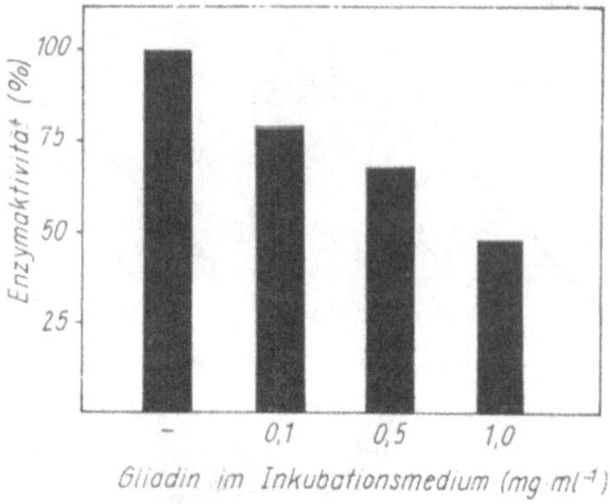


Abb. 16. Wirkung von Gliadin auf die Entwicklung der Aktivität des Enzyms Saccharase in der fetalen Dünndarmschleimhaut

Besonders interessant erscheint uns der Befund, daß die Gliadinwirksamkeit vom Entwicklungsalter der Darmschleimhaut abhängt. Am 16. Tag ist der Effekt des Gliadinpräparates bereits stark vermindert, und am 18. Tag ist keine Hemmung der Enzyme mehr nachweisbar (Abb. 17.).

Die hier skizzierten Wirkungen am fetalen bzw. vorgeschädigten Darm bewerten wir als direkte (primäre) Effekte des Gliadins, die ohne Zwischenschaltung immunologischer Mechanismen realisiert werden.

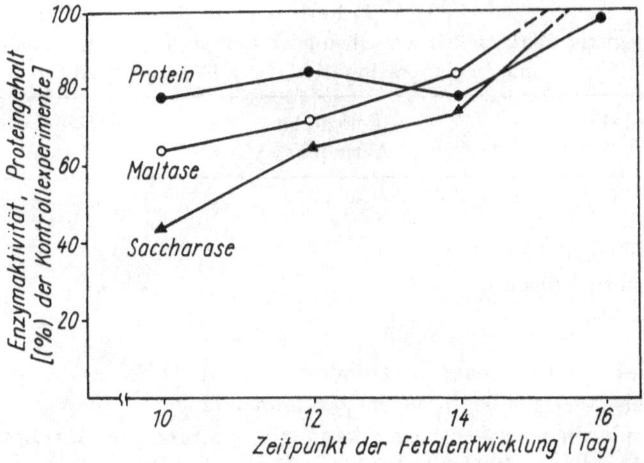


**Abb. 17.** Abhängigkeit der Gliadinwirkung auf die Aktivität der Disaccharidasen vom Zeitpunkt der Fetalentwicklung des Dünndarms

Dieser Standpunkt beruht vor allem auf den an immunisierten Tieren erhaltenen Resultaten, die bewiesen, daß weder durch langzeitige Ernährung mit gliadinhaltigem Futter noch durch eine unmittelbare Gliadinapplikation Läsionen der Schleimhaut erzeugt werden können. Da angenommen werden kann, daß das Gliadin wie auch andere Antigene der Nahrung in geringem Umfang die Schleimhautbarriere des Dünndarmes in immunogener Form passieren kann, hat das Zusammentreffen mit Antikörpern offensichtlich keine pathologischen Auswirkungen auf die Schleimhaut, und eine immunologische Reaktionsbereitschaft (z. B. zirkulierende Antikörper) gegenüber zöliakieaktiven Prolaminen ist noch keine hinreichende Bedingung für die Entstehung lokaler Schleimhautschäden. Bei der Interpretation der Ergebnisse am fetalen Darm wird davon ausgegangen, daß immunologisch vermittelte sekundäre Reaktionen gegenüber Antigenen aufgrund der Unreife des Immunsystems am 11. Tag der Fetalperiode wenig wahrscheinlich sind. Die biologische Wirksamkeit am fetalen Kückendarm und die immunologischen Eigenschaften der Gliadinpräparate korrespondieren nicht miteinander. Auch diese Befunde erhärten das Postulat der nichtimmunologischen Natur der Initialreaktion des Gliadins. Aus immunologischen Untersuchungen kann also nicht auf die Zöliakieaktivität eines Präparates geschlossen werden.

Als aussagekräftigster Parameter erwies sich an beiden Testobjekten die Aktivität der Saccharase. Dieses Enzym gilt, wie auch die Maltase, als Leitenzym für die Bürstensaummembran differenzierter Enterozyten des Villus-

Tabelle 6
Biologische Wirksamkeit der Gliadinderivate am fetalen Kückendarm und Immunpräzipitation durch Gliadinantiseren

| Präparat | Biologische Aktivität | Immunpräzipitation |
|---|---|---|
| Sukzinylgliadin | – | + |
| Proteolyseprodukte des Sukzinylgliadins ($M_r$ 12400) | + | + |

epithels. Meßbare Enzymaktivität und strukturelle Differenzierung des Dünndarmepithels stehen dabei in engem Zusammenhang.

Am komplexen Gewebsverband kann der verminderte Aktivitätszuwachs der Disaccharidasen (fetaler kultivierter Darm) bzw. das verzögerte Wiedererreichen der Ausgangswerte der Saccharosehydrolyse (vorgeschädigter adulter Darm) durch

— gesteigerten Verlust ausgereifter Zellen (zytotoxische Wirkung) oder
— verminderte Proliferationsrate von Krypten-Stammzellen oder
— gestörte Differenzierung neugebildeter Enterozyten

bedingt sein.

Lägen den Gliadineffekten zytotoxische Wirkungen zugrunde, wären zusätzliche morphologische Veränderungen zu erwarten. Das war jedoch an beiden Untersuchungsobjekten nicht der Fall. Da die Latenzzeit bis zum Einsetzen der Gliadineffekte im Verhältnis zur Entwicklungsdauer der Enterozyten kurz ist, kann auch eine Hemmung der Zellprofileration ausgeschlossen werden. Die Befunde deuten am ehesten auf eine Störung des Differenzierungsprozesses hin. Nur so ist es zu erklären, daß eindeutige Effekte nur am fetalen bzw. regenerierenden Dünndarm (hoher Anteil von Enterozyten im Reifungsstadium) nachweisbar waren. Die an äußerlich sehr unterschiedlichen Testsystemen erhaltenen Ergebnisse lassen sich somit auf einen gemeinsamen Entstehungsmechanismus zurückführen.

## Interaktion von Gliadin mit der Zellmembran

Die Annahme ist berechtigt, daß die Gliadine bzw. ihre wirksamen Anteile initial mit der Plasmamembran der Enterozyten reagieren. Für den Mechanismus der Interaktion Gliadinpeptid-Membran gibt es verschiedene Denkmöglichkeiten:

Aufgrund der hohen Oberflächenhydrophobizität und der geringen Netto-Ladung sind die Gliadine in der Lage, mit Lipiden in Wechselwirkung zu treten. Sie könnten sich in die Lipidschicht der Membran einbauen oder diese durch Diffusion durchdringen. Aus autoradiographischen Untersuchungen geht aber auch hervor, daß die Bürstensaumregion relativ impermeabel für Gliadinpeptide ist. Legt man die Ergebnisse über die Extrahierbarkeit der Gliadine mit Detergenzien zugrunde, so wären die $\beta$- und $\gamma$-Gliadine als besonders hydrophobe Substanzen bevorzugt. Beziehungen zur Zöliakieaktivität dieser Fraktionen lassen sich auf dieser Grundlage demnach nicht herleiten.

Neben dieser unspezifischen Form müssen auch spezifische Wechselwirkungen, entweder rezeptorvermittelt oder lektinartig (Bindung an Glykoproteine/Glykolipide), in Erwägung gezogen werden. Der Grad der Spezifität ist bei der Rezeptor-Liganden-Bindung am höchsten. Das assoziative Verhalten der Gliadine untereinander und ihre Wechselwirkungen mit Kohlenhydraten favorisieren den „Lektin-Mechanismus".

Unabhängig vom zugrunde liegenden Reaktionstyp kann die Bindung zur Endozytose (Einschleusung des makromolekularen Materials in die Zelle) führen oder Signalfunktion für verschiedene zelluläre Prozesse, z. B. Teilung, Differenzierung, Wechselwirkung mit benachbarten Zellen usw., haben.

Am fetalen Kückendarm gelang es uns schließlich mit verschiedenen Techniken, eine spezifische Bindung von Gliadinpeptiden nachzuweisen, die interessanterweise die gleiche Abhängigkeit vom Entwicklungszustand des Darmes aufweist wie die Wirkungen des Gliadins auf die Aktivität der Disaccharidasen (Abb. 18.).

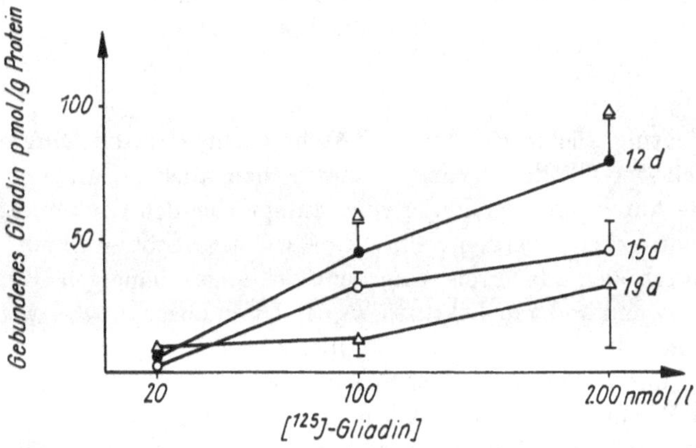


Abb. 18. Gliadinbindung um Kückendarm. Abhängigkeit vom Tag der Fetalentwicklung
•——• gesamte, ○——○ unspezifische, △——△ spezifische Bindung

Der Natur nach scheint es sich um eine lektinartige Bindung zu handeln, was vor allem durch die Hemmbarkeit durch Mannose und Mannose-Polysaccharide, aber auch durch die Abhängigkeit von der $Ca^{2+}$-Konzentration und kinetische Eigenschaften gestützt wird.

Die Parallelität zu den biologischen Gliadineffekten wird auch dadurch erhärtet, daß das Gesamtmolekül offenbar nicht gebunden wird.

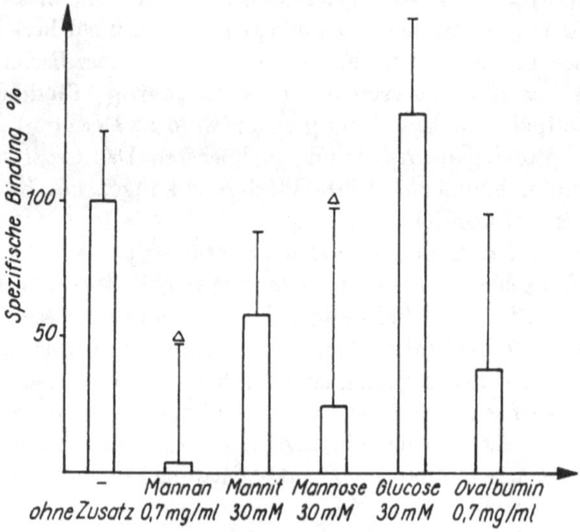


Abb. 19. Hemmbarkeit der spezifischen Gliadinbindung durch Kohlenhydrate und Glykoproteine

Die Bedeutung dieser Ergebnisse besteht darin, daß die Differenzierungsabhängigkeit der Gliadinwirkung – inzwischen auch an anderen Zelltypen bestätigt – durch die Ausbildung eines entsprechenden Glykoproteinmusters der Membran erklärt werden kann. Eine wichtige Stütze erhielt diese Vorstellung durch den Nachweis einer entwicklungsabhängigen Bindung von Concavalin A und anderen Lektinen an das Dünndarmepithel sowie durch die Befunde von AURICCHIO et al. (1984) über eine Hämagglutinin- (d. h. lektinartige) Wirkung bestimmter Gliadinpräparate.

Aus den Resultaten können auch einige Schlußfolgerungen über die strukturellen Eigenschaften der aktiven Bereiche des Gliadinmoleküls gezogen werden. Der Vergleich zwischen den biologischen Wirkungen und den immunologischen Eigenschaften der verschiedenartigen Gliadinpräparate (natives

Gesamtmolekül, sukzinyliertes Gliadin, Spaltprodukte verschiedener Größe) weist darauf hin, daß

— im Gliadinmolekül die biologisch aktiven Bereiche keine exponierte Stellung an der Oberfläche einnehmen und
— zöliakieaktive Bereiche und immunologische Determinanten der Gliadine nicht identisch sind: Die Anwesenheit immunologischer Oberflächendeterminanten schließt die biologische Aktivität nicht ein und umgekehrt; der Nachweis der biologischen Aktivität beinhaltet nicht das Vorliegen immunologischer Reaktivität. In Abb. 20. sind die möglichen Beziehungen zwischen immunogenen und biologisch aktiven Bereichen (d. h. denjenigen, die die Initialreaktion auslösen) schematisch dargestellt.

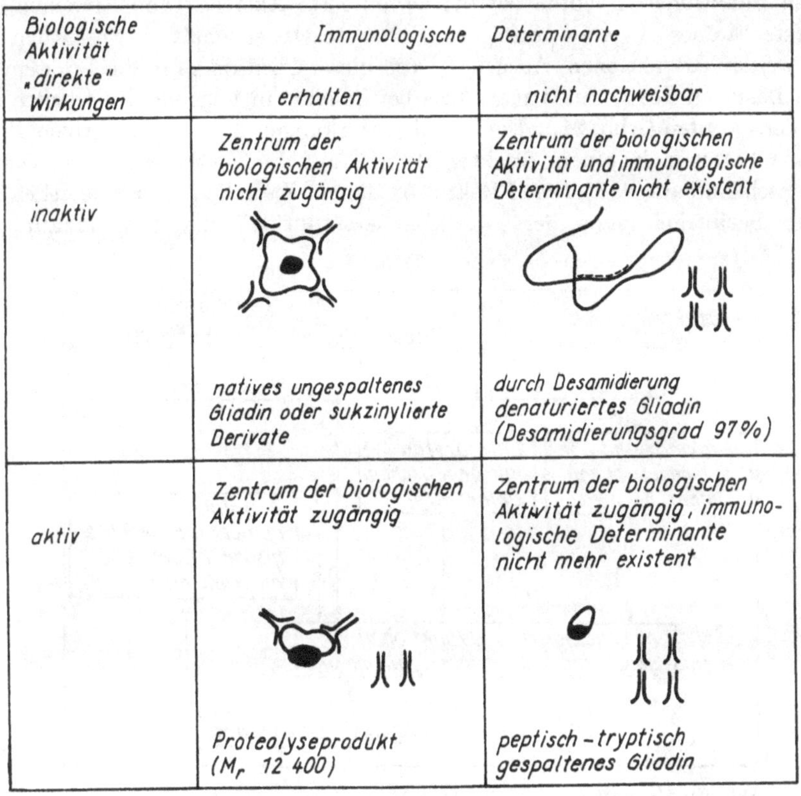


Abb. 20. Mögliche Beziehungen zwischen immunogenen und biologisch aktiven Bereichen des Gliadinmoleküls

Trotz lückenhaften Wissens im Detail — letzten Endes immer Ausdruck fehlender Kenntnisse über molekulare Reaktionsabläufe — erscheint es uns doch berechtigt, eine Arbeitshypothese über die Pathogenese der Zöliakie zu formulieren.

Unser Ausgangspunkt ist die Initialreaktion, die Bindung der aktiven Gliadinpeptide an die Zellmembran der Darmschleimhautzellen. Dafür ist das Vorliegen eines besonderen Glykoproteinmusters offenbar eine essentielle Voraussetzung. Im normalen ontogenetischen Entwicklungsprozeß verschwindet dieses anfänglich vorhandene Glykoproteinspektrum. Seine Persistenz, denkbar durch einen kongenitalen Defekt von Enzymen des Glykoproteinstoffwechsels, wäre dann die Voraussetzung für die pathologische Gliadinsensitivität.

Wir postulieren, daß durch die Gliadinbindung der Reifungsprozeß der Enterozyten gestört wird. Unter der Vielzahl der dadurch beeinflußten zellulären Funktionen erachten wir die verminderte Aktivität von Enzymen des Bürstensaumes sowie die gesteigerte Endozytosebereitschaft als wesentlich für die weiteren Reaktionen. Ausgehend von dieser Position kann die Entstehung von Läsionen des Dünndarmepithels bei Zöliakie in folgende Teilschritte gegliedert werden (Abb. 21.). Die initialen Wirkungen der zöliakieaktiven Prolamine bestehen in einem direkten Angriff auf die Epithelzellen der Dünndarmschleimhaut (1). Die Effekte an diesen Zielzellen führen letztlich zu einer Beeinträchtigung der sog. „Barrierefunktion“ der Schleimhaut (2).

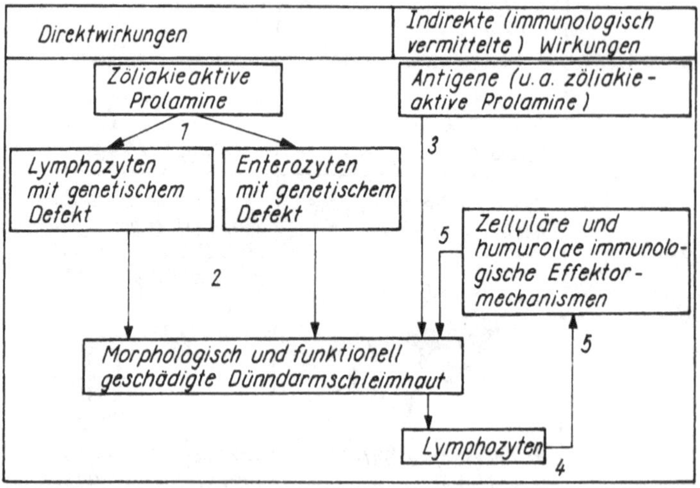


Abb. 21. Vorstellung über die Ausbildung der strukturellen Schädigung der Dünndarmschleimhaut bei der Zöliakie durch „direkte“ und „indirekte“ (immunologisch vermittelte) Effekte des Gliadins

Klinische Symptome sind in diesem Stadium der Erkrankung noch nicht nachweisbar. Die pathologisch gesteigerte Durchlässigkeit der Darmschleimhaut läßt eine verstärkte Aufnahme von Gliadin (und anderem antigenem Material aus dem Darmlumen) zu (3), was die Sensibilisierung des Immunsystems einleitet (4) (Reaktion mit den immunogenen Determinanten der Prolamine). Die bei wiederholtem Kontakt mit Antigen induzierte Immunantwort führt schließlich zur umfassenden Destruktion der Schleimhaut (5). Es resultiert eine klinisch manifeste Zöliakie. Bei gliadinfreier Ernährung regeneriert die Schleimhaut weitgehend, da die Initialeffekte (1) ausbleiben.

Wie wir zeigen konnten, ist die Gliadin-Antikörper-Reaktion allein keine ausreichende Voraussetzung für die Schleimhautschädigung. Die immunologischen Effektorreaktionen (5) werden offenbar nur an den durch die initiale Primärwirkung vorgeschädigten Enterozyten wirksam.

Infolge der primären Störung der Barrierefunktion der Darmschleimhaut können möglicherweise auch andere Nahrungsmittelantigene die immunologischen Effektorreaktionen unterhalten. Damit können eine Vielzahl klinischer Beobachtungen über eine erhöhte Sensivitität von Zöliakiepatienten gegenüber anderen Proteinen befriedigend erklärt werden.

In Abb. 21. ist auch der andere, grundsätzlich denkbare Ablauf eingezeichnet, nach dem die Lymphozyten des serosalen Systems als Zielzellen des Gliadins fungieren, und deren (gliadininduzierte) Funktionsstörung einen erhöhten Antigeneinstrom mit den bereits beschriebenen Folgen bewirkt.

Über die letztlich endogenen Faktoren, die die abnorme Sensitivität der erkrankten Menschen verursachen, befindet sich die Forschung ganz am Anfang.

Epidemiologische Untersuchungen sprechen dafür, daß es sich bei der Zöliakie letzten Endes um eine genetisch determinierte Erkrankung handelt:

- Familienstudien zeigen eine eindeutige Häufung der Erkrankung. Die Erblichkeitsrate der Zöliakie wird mit 45% angegeben.
- Bei eineiigen Zwillingen sind meist beide von der Erkrankung betroffen.
- Bestimmte genetisch determinierte Zelloberflächenantigene (z. B. HLA-B8 und HLA-DR3) treten bei Zöliakiepatienten häufiger als bei Kontrollpersonen auf. In Bevölkerungsgruppen, in denen das HLA-B8-Merkmal nicht auftritt, ist auch die Zöliakie nicht bekannt. Bei Zöliakiepatienten ist außerdem das gehäufte Auftreten eines von Histokoampatibilitätsantigenen unabhängigen Antigens nachgewiesen worden.

Trotz dieser sehr gewichtigen Faktoren ist es bisher nicht gelungen, die Ursache für die Auslösung der primären Gliadineffekte bei Zöliakiepatienten auf Besonderheiten des Genotyps zurückzuführen. Gegenwärtige Untersuchungen konzentrieren sich insbesondere auf die Aufklärung der durch den HLA-

Typ festgelegten immunologischen Reaktionsfähigkeit. Unsere Ergebnisse sprechen dafür, daß eine gesteigerte Reaktionsbereitschaft des Immunsystems gegenüber Gliadin nicht die Ursache der Zöliakie sein kann, sondern daß ein anderer Gendefekt zur Auslösung der Störung notwendig ist, der z. B. über eine veränderte Oberflächenstruktur des Enterozyten die Bindung des Gliadins ermöglicht.

Die in den letzten Jahren erzielten Fortschritte in der Aufklärung der Zöliakie berechtigen zu der Hoffnung, daß die Basismechanismen der Pathogenese bald bekannt sein werden. Es ist zwar nicht zu erwarten, daß damit grundsätzlich neue Therapiemöglichkeiten erschlossen werden, wohl aber werden die genaue Kenntnis der molekularen Struktur der Gliadine und verfeinerte Methoden ihrer Bestimmung die Versorgung mit kontrollierten, diätetisch einwandfreien Lebensmitteln verbessern. Vielleicht ist auch ein Abkoppeln der sekundären, immunologisch bedingten Krankheitskomponenten möglich.

Der erkenntnistheoretische Wert der Untersuchungen geht sicher darüber hinaus. Gliadine bzw. die in ihnen enthaltenen Aminosäuresequenzen beeinflussen offenbar zelluläre Grundfunktionen — nicht nur an Enterozyten —, deren Aufklärung uns neue Einsichten in das Differenzierungsgeschehen und seine Störungs- und Steuerungsmöglichkeiten eröffnen wird.

# LITERATUR


AMINI, A.: Ätiologie, Pathogenese und Therapie der Zöliakie. Thieme-Verlag, Leipzig 1953.

AURICCHIO, S., W. BUFFOLANO, F. CICCIMARRA, M. DEVINCENZI, V. SILANO u. G. ZAPPONI: In vitro proliferation of lymphocytes from coeliac children and their first-degree relatives in response to wheat gliadin-derived peptides. J. Pediat. Gastroenterol. a. Nutrition **1** (1982) 515.

AURICCHIO, S., G. DERITIS, M. DEVINCENZI, E. MANCINI, M. MINETTI, O. SAPORA u. V. SILANO: Agglutinating activity of gliadin-derived peptides from bread wheat: Implications for coeliac disease pathogenesis. Biochem. Biophys. Res. Comm. **121** (1984) 428.

BERGER, E.: Zöliakie und Antikörper gegen Nahrungsmittel-Antigene. Ann. Paediatrici (Basel) **188** (1957) 297.

BERNARDIN, J. E., D. D. KASARDA u. D. K. MECHAM: Preparation and characterisation of $\alpha$-gliadin. J. Biol. Chem. **142** (1967) 445.

BIETZ, J. A.: Cereal prolamin evolution and homology revealed by sequence analysis. Biochem. Genet. **20** (1982) 1039.

CHARBONNIER, L.: Isolement de l'omega gliadine. C. R. Acad. Sc. Paris **271** (1970) 2042.

CONCON, J. J., D. S. NEWBURG u. S. N. EADES: Lectins in wheat gluten proteins. J. Agric. Food Chem. **31** (1983) 939.

CORNELL, H. J., u. R. J. MAXWELL: Amino acid composition of gliadin fractions which may be toxic to individuals with coeliac disease. Clin. Chim. Acta **123** (1982) 311.

DICKE, W. K.: Coeliac disease: A study of the damaging effect of some cereals (especially wheat) caused by a factor outside of their starch, on the fat absorption of children with coeliac disease. 6. Intern. Kongreß f. Paediatrie, Zürich 1950.

DOE, W. F., K. HENRY u. C. C. BOOTH: Complement in coeliac disease. In: HEKKENS, W. TH. J. M., u. A. S. PENA (Hrsg.): Coeliac disease. Stenfert Kroese, Leiden 1974.

DOUGLAS, A. P.: The binding of a glycopeptide component of wheat gluten to intestinal mucosa of normal and coeliac human subjects. Clin. Chim. Acta **73** (1976) 357.

FALCHUK, Z. M.: Update on gluten-sensitive enteropathy. Amer. J. Med. **67** (1979) 1085.

FERGUSON, A., T. T. MACDONALD, J. P. MCCLURE u. R. J. HOLDEN: Cell mediated immunity to gliadin within the small-intestinal mucosa in coeliac disease. Lancet **1** (1975) 895.

FLUGE, G., u. L. AKSNES: Morphological and morphometric assessment of human duodenal biopsies maintained on organ culture. In vitro influences of gluten in coeliac disease. Scand. J. Gastroenterol. **16** (1981) 555.

FRAZER, A. C., M. D. BIRM, R. F. FLETSCHER, C. A. C. ROSS, B. SHAW, H. G. SAMMONS u. R. SCHNEIDER: Gluten-induced enteropathy. The effect of partially digested gluten. Lancet **2** (1959), 252.

GEE, S.: On the coeliac affliction. St. Barst's Hosp. med. Rep. **24** (1888) 17.

GRÜTTNER, R.: The gluten induced enteropathy (coeliac disease) of adults. Med. Klinik **78** (1983) 117.

HALL, R. P., W. STROBER, S. I. KATZ, u. T. J. LAWLEY: IgA-containing circulating immune complexes in gluten-sensitive enteropathy. Clin. a exper. Immunol. **45** (1981) 234.

HEUBNER, O.: Über schwere Verdauungsinsuffizienz beim Kinde jenseits des Säuglingsalters. Jb. Kinderheilkunde **70** (1909) 667.

HUEBNER, F. R., u. J. A. BIETZ: Separation of wheat gliadins by preparative reversed-phase high-performance liquid chromatography. Cereal Chem. **61** (1984) 449.

JONES, L. B., u. A. S. MAK: The amino acid sequence of a purothionin from Tribicum monococcum, a diploid wheat. Eur. J. Biochem. **133** (1983) 621.

JONSSON, J., W. SCHILLING u. M. FORSBERG: Colestral IgA-binding to wheat gluten and gliadin. Clin. a. exper. Immunol. **50** (1982) 203.

JOS, J., L. CHARBONNIER, J. MOSSE, J. P. OLIVES, M.-F. DE TAND u. J. REY: The toxic fractionation of gliadin digests in coeliac disease. Isolation by chromatography on Biogel P-10. Clin. Chim. Acta **119** (1982) 263.

KASARDA, D. D.: In: Food. nutrition and evolution. WALCHER, D. N., u. N. KRETCHMER (Hrsgb.). Masson Publ., New York 1981.

KASARDA, D. D., J.-C. AUTRON, E. J.-L. LEW, C. C. NIMMO u. R. PETER: N-terminal amino acid sequences of ω-gliadins and ω-secalins. Implications for the evolution of prolamin genes. Biochim. Biophys. Acta **747** (1983) 138.

KASARDA, D. D., T. W. OKITA, J. E. BERNARDIN, P. A. BAECKER, C. C. NIMMO, E. J.-L. LEW, M. D. DIETLER u. F. C. GREENE: Nucleic acid (cDNA) and amino acid sequences of α-type gliadins from wheat (Triticum aestivum). Proc. Natl. Acid. Sci. USA **81** (1984) 4712.

KEANE, R.: Coeliac disease and intestinal enzymes. Med. Lab. Sci. **40** (1983) 404.

KLUGE, F., H. K. KOCH, G. GROSSE-WILDE, R. LESCH u. W. GEROK: Follow-up of treated adult coeliac disease: clinical and morphological studies. Hapato-gastroenterol. **29**·(1982) 17.

KONAREW, W. G.: Bjelki pschenitzy. Kolos, Moskau 1980.

KÖTTGEN, E., B. VOLK, F. KLUGE u. W. GEROK: Gluten, a lectin with oligomannosyl specifity and the causative agent of gluten-sensitive enteropathy. Biochem. Biophys. Res. Comm. **109** (1982) 168.

MALIK, G. B., W. C. WATSON, D. MURRAY u. B. CRUICKSHAUK: Immunofluorescent antibody studies in idiopathic steatorrhoea. Lancet **1** (1964) 1127.

PATEY, A. L., u. D. J. EVANS: Large-scale preparation of gliadin proteins. J. Sci. Fd. Agric. **24** (1973) 1229.

PAVONE, V., F. ROSSI, P. PUCCI, S. ANDINI, L. FERRARA, B. DIBLASIO u. C. PADONE: Studies on gliadin related peptides. I. Synthesis, purification and $^{1}$H-n. m. r. characterization of the pentapeptide H-Tyr-$(Gln)_3$-Pro-OH. Internat. J. Pept. a. Protein Res..**22** (1983) 482.

PERKKIÖ, M., E. SAVILATHI u. P. KUITONEN: Semi-quantitative analysis of immunoglobulins and complement fraction 3 and 4 in the jejunal mucosa in coeliac disease and in food allergy in childhood. Acta pathol. et microbiol. Scand. **89** (1981) 343.

RING, J.: Nahrungsmittelallergie und andere Unverträglichkeitsreaktionen durch Nahrungsmittel. Kli. Wchschr. **62** (1984) 795.

RUBIN, W., A. S. FAUCI, M. H. SLEISENGER, G. H. JEFFRIES u. S. MARGOLIS: Immunofluorescent studies in adult coeliac disease. J. Clin. Invest. **44** (1965) 475.

SCOTT, H., H. HIRSCHBERG u. E. THORSBY: HLA-DR3- and HLA-DR7-restricted T-cell hyporesponsivness to gluten antigen: a clue to the etiology of coeliac disease. Scand. J. Immunol. **18** (1983) 163.

SHINER, M., u. J. BALLARD: Antigen-antibody reactions in jejunal mucosa in childhood coeliac disease after gluten challenge. Lancet **1** (1972) 1202.

SILANO, V., F. POCCHIARI u. D. D. KASARDA: Physical characterization of α-amylase inhibitors from wheat. Biochim. Biophys. Acta **317** (1973) 139.

SIMOONS, F. J.: Celiac disease as a geographic problem. In: WALCHER, D. N., u. N. KRETCHMER (Hrsgb.): Food, Nutrition and Evolution. Masson Publ. USA Inc., New York 1981.

SIMPSON, F. G., A. W. BULLEN, D. A. ROBERTSON u. M. S. LOSOWSKY: HLA-B8 and cell-mediated immunity to gluten. Gut **22** (1981) 633.

SJÖSTROM, H., O. NOREN, P. A. KRASILNIKOFF u. E. GUDMAND-HØYER: Intestinal peptidases and sucrase in coeliac disease. Clin. Chim. Acta **109** (1981) 53.

SMITH, E., S. T. LEAPMAN, R. S. FILO, J. E. JESSEPH u. P. G. SMITH: Specificity of the suppressor cell activity of intestinal lymphocytes. Amer. J. Surg. **145** (1983) 164.

STERN, M., K. FISCHER u. R. GRÜTTNER: Immunofluorescent serum gliadin antibodies in children with coeliac disease and various malabsorptive disorders. II. Specificity of gliadin antibodies: Immunoglobulin classes, immunogenic properties of wheat protein fractions, and pathogenetic significance of food antibodies in coeliac disease. Eur. J. Pediat. **130** (1979) 165.

VAN DE KAMER, J. H., H. A. WEIJERS u. E. A. WAUTERS: Some biochemical aspects of coeliac disease: past, present and future. In: BOOTH, C. C., u. R. H. DOWLING (Hrsgb.): Coeliac disease. Churchill Livingstone, London—Edinburgh 1970.

WIESER, H., H.-D. BELITZ, A. ASHKENAZI u. D. IDAR: Isolation of coeliac active peptide fraction from gliadin. Z. Lebensm. Unters. Forsch. **176** (1983) 85.

WRIGHT, R., K. B. TAYLOR, S. C. TRUELOVE u. R. A. SCHAFFENBURG: Circulating antibodies to cow's milk proteins and gluten in the newborn. Brit. Med. J. **2** (1962) 513.

WRIGLEY, C. W., u. K. W. SHEPHERD: Electrofocussing of grain proteins from wheat genotypes. Ann. N. A. Acad. Sci. **209** (1973) 154.

# SITZUNGSBERICHTE DER SÄCHSISCHEN AKADEMIE DER WISSENSCHAFTEN ZU LEIPZIG

## MATHEMATISCH-NATURWISSENSCHAFTLICHE KLASSE

**Band 112**

Heft 1 Prof. Dr. Walter Brednow, Spiegel, Doppelspiegel und Spiegelungen – eine „wunderliche Symbolik" Goethes 1975. 28 Seiten – 4 Abbildungen – 8° – M 3,–

Heft 2 Prof. Dr. Arthur Lösche, Über negative absolute Temperaturen. Eine Einführung 1976. 26 Seiten – 12 Abbildungen – 8° – M 4,–

Heft 3 Prof. Dr. med. Herbert Jordan, Kurorttherapie: Prinzip und Probleme 1976. 31 Seiten – 10 Abbildungen – 1 Tabelle – 8° – M 4,50

Heft 4 Prof. Dr. Friedrich Wolf / Dr. Peter Fröhlich, Zur Druckabhängigkeit von Ionenaustauschreaktionen 1977. 13 Seiten – 6 Abbildungen – 1 Tabelle – 8° – M 2,–

Heft 5 Prof. Dr. Dietrich Uhlmann, Möglichkeiten und Grenzen einer Regenerierung geschädigter Ökosysteme 1977. 50 Seiten – 20 Abbildungen – 2 Tabellen – 8° – M 6,50

Heft 6 Prof. Dr. Erich Rammler, Zwei Jahrzehnte Entwicklung des Einsatzes der Energieträger Kohle und Erdöl im Weltmaßstab 1977. 29 Seiten – 6 Abbildungen – 4 Tabellen – 8° – M 4,–

Heft 7 Prof. Dr. Ulrich Freimuth, Umweltprobleme in der Ernährung 1977. 32 Seiten – 3 Abbildungen – 4 Tabellen – 8° – M 4,–

**Band 113**

Heft 1 Prof. Dr. Erich Lange, Allgemeingültige Veranschaulichung des II. Hauptsatzes 1978. 22 Seiten – 10 grafische Darstellungen – 8° – M 4,–

Heft 2 Prof. Dr. Herbert Beckert, Bemerkungen zur Theorie der Stabilität 1977. 19 Seiten – 8° – M 2,50

Heft 3 Prof. Dr. sc. Klaus Dörter, Probleme und Erfahrungen bei der Entwicklung einer intensiven landwirtschaftlichen Produktion im Landschaftsschutzgebiet des Harzes 1978. 20 Seiten – 6 Abbildungen, davon 4 farbige auf 2 Tafeln – 2 Tabellen – 8° – M 7,–

Heft 4 Prof. Dr. sc. med. Hans Drischel, Elektromagnetische Felder und Lebewesen 1978. 31 Seiten – 14 Abbildungen – 2 Tabellen – 8° – M 5,–

Heft 5 Prof. Dr. Manfred Gersch, Wachstum und Wachstumsregulatoren der Krebse. Biologische Erkenntnisse und generelle Erwägungen 1979. 32 Seiten – 13 Abbildungen – 1 Tabelle – 8° – M 6,–

Heft 6 Prof. Dr. rer. nat. Friedrich Wolf / Dr. rer. nat. Ursula Koch, Über den Einfluß der chemischen Struktur von Dispersionsfarbstoffen auf deren Dispersionsstabilität 1979. 18 Seiten – 3 Abbildungen – 10 Tabellen – 8° – M 3,50

Heft 7 Prof. Dr. rer. nat. Friedrich Wolf / Dr. rer. nat. Wolfgang Heyer, Zur Sorption an Tetracalciumaluminathydroxysalzen 1980. 12 Seiten – 5 Abbildungen – 4 Tabellen – 8° – M 2,–

**Band 114**

Heft 1 Prof. Dr. Hasso Essbach, Morphologisches zur orthologischen und pathologischen Differenzierung und zum Anpassungs- und Abwehrvermögen der menschlichen Placenta 1980. 19 Seiten – 12 Abbildungen – 8° – M 4,–

Heft 2 Prof. Dr. med. Werner Ries, Risikofaktoren des Alterns aus klinischer Sicht 1980. 19 Seiten – 9 Abbildungen, davon 1 Abbildung auf Tafel – 8° – M 4,–

Heft 3 Prof. Dr. OTT-HEINRICH KELLER, Anschaulichkeit und Eleganz beim Alexanderschen Dualitätssatz
1980. 19 Seiten – 8° – M 4,–

Heft 4 Prof. Dr. rer. nat. BENNO PATHIER, Die cytologische Symbiose am Beispiel der Biogenese von Zellorganellen 1981. 29 Seiten – 16 Abbildungen – 2 Tabellen – 8° – M 6,–

Heft 5 Prof. Dr. F. WOLF / Dr. S. ECKERT / Dr. M. WEISE / Dr. S. LINDAU, Untersuchungen zur Synthese und Anwendung bipolarer Ionenaustauschharze 1980. 12 Seiten – 6 Tabellen – 8° – M 2,–

Heft 6 Prof. Dr. med. HERBERT JORDAN, Balneobioklimatologie – Eine Zielstellung im Mensch-Umwelt-Konzept 1981. 25 Seiten – 8 Abbildungen – 1 Tabelle – 8° – M 4,–

**Band 115**

Heft 1 Prof. Dr. rer. nat. HERMANN BERG, Wilhelm Ostwald – Erkenntnisse über die Biosphäre
1981. 36 Seiten – 7 Abbildungen – 3 Tabellen – 8° – M 6,–

Heft 2 Prof. Dr. sc. KLAUS DÖRTER, Aphorismen zur Qualität des Bewässerungswassers
1981. 31 Seiten – 11 Abbildungen – 11 Tabellen – 8° – M 6,–

Heft 3 Prof. Dr.-Ing. Dr. rer. nat. h. c. PAUL GÖRLICH, Die geschichtliche Entwicklung des wissenschaftlichen Gerätebaus und seine zukünftige Bedeutung 1981. 36 Seiten – 8° – M 6,–

Heft 4 Prof. Dr. WOLFGANG BUCHHEIM, Albert Einstein als Wegbereiter nachklassischer Physik
1981. 29 Seiten – 8° – M 4,–

Heft 5 Prof. Dr.-Ing. HERBERT KRUG, Die Technologie der Brikettierung von Weichbraunkohle im Lichte der Verfahrenstechnik und der besseren Nutzung dieses Energieträgers
1982. 20 Seiten – 13 Abbildungen – 8° – M 3,–

Heft 6 Prof. Dr. ERNST NEEF, Der Verlust der Anschaulichkeit in der Geographie und das Problem der Kulturlandschaft 1981. 34 Seiten – 8° – M 5,–

**Band 116**

Heft 1 Prof. Dr. WERNER RIES, Studien zum biologischen Alter
1982. 27 Seiten – 10 Abbildungen – 8° – M 4,–

Heft 2 Prof. Dr. RUDOLF SACHSENWEGER, Augenunabhängige optosensorische Wahrnehmungsformen
1983. 19 Seiten – 8° – M 4,–

Heft 3 Prof. Dr. HANS-GEORG SCHÖPF, Die Griechen und die Natur 1983. 62 Seiten – 8° – M 8,–

Heft 4 Prof. Dr.-Ing. JÁN BENETIN, Mathematisches Modell für das Wachstum von landwirtschaftlichen Kulturen und seine Verwertung in der quantitativen Beurteilung des Bewässerungseffektes auf die Steigerung der Ernteerträge 1983. 36 Seiten – 18 Abbildungen – 3 Tabellen – 8° – M 6,–

Heft 5 Prof. Dr. HANS DRISCHEL †, Neues über die Pupille
1983. 30 Seiten – 26 Abbildungen – 8° – M 4,–

Heft 6 Prof. Dr. BENNO PARTHIER, Der Beitrag der Molekularbiologie zur Evolutionserkenntnis
1983. 41 Seiten – 19 Abbildungen – 2 Tabellen – 8° – M 6,–

Heft 7 Prof. Dr. ADOLF WATZNAUER, Die Rolle des Radons (Isotop $^{222}Rn$) als Umweltfaktor – eine Übersicht
1983. 34 Seiten – 3 Abbildungen – 4 Tabellen – M 5,–

**Band 117**

Heft 1 Prof. Dr. sc. KLAUS DÖRTER, Einige Aspekte zum landeskulturellen Nutzen des Meliorationswesens
1984. 31 Seiten – 10 Abbildungen – 11 Tabellen – 8° – M 8,–

Heft 2 Prof. Dr. HERBERT BECKERT, Nichtlineare Elastizitätstheorie 1984. 58 Seiten – 8° – M 8,–

Heft 3 Prof. Dr. HERBERT JORDAN, Zur funktionellen Normalität des Menschen
1984. 29 Seiten – 15 Abbildungen – 1 Tabelle – 8° – M 4,–

Heft 4 Dr. ARND BERNHARDT / KLAUS-DIETER JÄGER / KARL MANNSFELD / INGE HARTSCH, Beiträge zum Problemkreis des Landschaftswandels
1985. 101 Seiten – 3 Abbildungen – 5 Tabellen – 2 Übersichten – 8° – M 14,–

Heft 5 Prof. Dr. OTT-HEINRICH KELLER, Das Zählen als angeborene Verhaltensweise
1984. 36 Seiten – 11 Abbildungen – 8° – M 6,–

Heft 6 Prof. Dr. WOLFGANG BUCHHEIM, Komplementarität nach Niels Bohr – physikgeschichtliche Episode oder universale Kategorie von Ergänzung? 1984. 30 Seiten – 3 Tabellen – 8° – M 4,–

Heft 7 Prof. Dr. BENNO PARTHIER, Gene, Gentechnik, Genmanipulation
1984. 28 Seiten – 7 Abbildungen – 8° – M 4,–

**Band 118**

Heft 1 Prof. Dr. HANS JÜRGEN RÖSLER, Geowissenschaften und Geochemie
1985. 24 Seiten – 11 Abbildungen – 8° – M 4,–

Heft 2 Prof. Dr. HERBERT BECKERT, Axiomatik – Mathematik und Erfahrung
1985. 20 Seiten – 8° – M 3,–

Heft 3 Prof. Dr. HERMANN BERG, Zellfusion, Transformation und Pharmakainkorporation durch Elektrostimulation 1985. 27 Seiten – 15 Abbildungen – 8° – M 4,–

Heft 4 Prof. Dr. N. JOACHIM LEHMANN, Die analytische Maschine, Grundlagen einer Computer-Analytik
1985. 64 Seiten – 5 Abbildungen – 8° – M 8,–

Heft 5 Prof. Dr. DIETRICH UHLMANN, Die anthropogene Eutrophierung der Gewässer – Ein umkehrbarer Prozeß? 1985. 32 Seiten – 16 Abbildungen – 8° – M 4,–

Heft 6 Prof. Dr. FRIEDRICH WOLF / Dr. MAGDALENA WEISE, Der Sirotherm-Prozeß – Ein Verfahren zur rationellen Wasserentsalzung 1986. 31 Seiten – 12 Abbildungen – 7 Tabellen – 8° – M 4,–

Heft 7 Dr. sc. RUTH ZWICKER / Dr. sc. HERBERT PÜHRER / GERHARD PLÖTNER / Prof. Dr. med. HERBERT JORDAN / Prof. Dr. WOLFGANG BUCHHEIM, Modellversuche zum Fervoreffekt nach V. VOUK unter biophysikalischen Gesichtspunkten
1986. 52 Seiten – 14 Abbildungen – 10 Tabellen – 8° – M 7,–

**Band 119**

Heft 1 Prof. Dr. WERNER RIES, Methoden und Erkenntnisse der Alternsforschung
1986. 31 Seiten – 20 Abbildungen – 8° – M 4,–

Heft 2 Prof. Dr. HEINZ PENZLIN, Die Erscheinung des Lebendigen in unserer Welt
1986. 31 Seiten – 20 Abbildungen – 8° – M 4,–

Heft 3 Prof. Dr. HANS-HEINZ EMONS, Dr. sc. phil. Dr. rer. nat. HANS-HENNING WALTER, Historische Entwicklung und zukünftige Tendenzen der Siedesalz-Produktion unter besonderer Berücksichtigung der ehemaligen Salinen im sächsisch-thyringischen Raum
1986. 42 Seiten – 19 Abbildungen – 4 Tabellen – 8° – M 6,–

Heft 4 Prof. Dr. HERBERT JORDAN, „Basimetry": Ansätze einer chronotherapeutischen Urteilsbildung
1987. 31 Seiten – 16 Abbildungen – 1 Tabelle – 8° – M 4,–

Heft 5 Dr. sc. HARALD HILBIG, Existenzsätze für einige Totwasserprobleme der Hydrodynamik
1987. 101 Seiten – 21 Abbildungen – 8° – M 14,–

Heft 6 Prof. Dr. sc. med. RUDOLF SACHSENWEGER, Das Raumsehen bei bewegten Objekten auf der Basis der dynamischen Stereoskopie und Bewegungsparallaktoskopie sowie seine Bedeutung für Arbeits- und Verkehrsmedizin *In Vorbereitung*

**Band 120**

Heft 1 Prof. Dr. HERMANN BERG u. a.: Kanzerostatische Anthrazykline, physikochemische Eigenschaften und Wirkungsmechanismen

Heft 2 Prof. Dr. ARTUR LÖSCHE, Der Kernspin: Von der Hypothese zum modernen Analysenwerkzeug. (Eine beinahe geschichtliche Betrachtung um der Sache willen)

Heft 3 Prof. Dr. Dr. h. c. JOACHIM SCHARF, Anfänge von systematischer Anatomie und Teratologie im alten Babylon

Heft 4 Prof. Dr. HANS JÜRGEN RÖSLER, Was sagt ein Mineral über seine Geschichte aus. Betrachtungen zur Genetischen Mineralogie

Heft 5 Prof. Dr. FRITZ MÜLLER, Dr. sc. med. dent. WERNER MÜHLE, Die Zöliakie – Eine besondere Form der Eiweißunverträglichkeit *Vorliegendes Heft*

Heft 6 Prof. Dr. HEINZ PENZLIN, Ordnung – Organisation – Organismus. Zum Verhältnis zwischen Physik und Biologie *In Vorbereitung*

Heft 7 Prof. Dr. EUGEN-GEORG WOSCHNI, Heinrich Barkhausen und die Entwicklung der Elektronik *In Vorbereitung*

**Band 121**

Heft 1 Prof. Dr. NIKOLAUS JOACHIM LEHMANN, Glashütte 1878. Beginn der deutschen Rechenmaschinenfertigung *In Vorbereitung*

Heft 2 Prof. Dr. Dr. DAGMAR HÜLSENBERG, Neue Glas- und Keramikstoffe – Werkstoffe der Zukunft *In Vorbereitung*

*Einzel- oder Fortsetzungsbestellungen durch eine Buchhandlung erbeten*

*Sitzungsberichte bis Band 108*
*durch das Zentralantiquariat der Deutschen Demokratischen Republik, Leipzig*
*ab Band 109 durch die Universitätsbuchhandlung, 7010 Leipzig, zum Teil noch lieferbar*

AKADEMIE-VERLAG BERLIN

Leipziger Straße 3—4, Berlin, DDR - 1086

FSC
www.fsc.org
MIX
Papier | Fördert gute Waldnutzung
FSC® C083411

Kolibri 360 GmbH
Ferdinand-Jühlke-Straße 7
99095 Erfurt, Deutschland
produktsicherheit@kolibri360.de